Catherine Debétaz

Un Homme averti en vaut Un

Catherine Debétaz

Un Homme averti en vaut Un

20 ans de pratiques thérapeutiques au service de l'Unité

Éditions Vie

Impressum / Mentions légales
Bibliografische Information der Deutschen Nationalbibliothek: Die Deutsche Nationalbibliothek verzeichnet diese Publikation in der Deutschen Nationalbibliografie; detaillierte bibliografische Daten sind im Internet über http://dnb.d-nb.de abrufbar.

Information bibliographique publiée par la Deutsche Nationalbibliothek: La Deutsche Nationalbibliothek inscrit cette publication à la Deutsche Nationalbibliografie; des données bibliographiques détaillées sont disponibles sur internet à l'adresse http://dnb.d-nb.de.

Coverbild / Photo de couverture: www.ingimage.com

Verlag / Editeur:
Éditions Vie
ist ein Imprint der / est une marque déposée de
OmniScriptum GmbH & Co. KG
Bahnhofstraße 28, 66111 Saarbrücken, Deutschland / Allemagne
Email: info@omniscriptum.com

Herstellung: siehe letzte Seite /
Impression: voir la dernière page
ISBN: 978-3-639-79120-4

Remerciements

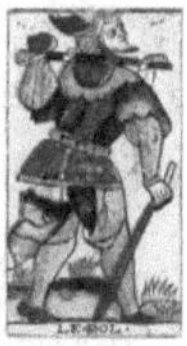

Le Mat

Qu'y a-t-il dans mon petit baluchon ?

Cela paraît si léger, pourtant,

Il contient tout ce dont j'ai besoin pour cheminer

Les poussières d'Etoiles ne pèsent guère

A chacune, je pourrais donner un nom

Un prénom rencontré, vécu et remercié

Et ce chat ne m'empêche en rien

Sa griffure n'est que rappel

Hier a existé, sa morsure prouve ma finitude

Demain est rouge d'humilité et du sang de la passion,

Mon bâton en est le témoin

Merci à tous ceux qui ont croisé ma route ; j'adresse une profonde pensée d'amour à ceux avec qui je la partage.

A mon mari et mes enfants
A tous mes patients
A ceux qui ont participé à la rédaction de cet ouvrage
A mes guides et à la Vie

Avant-propos

Nous sommes à la préhistoire d'une nouvelle utopie, à l'orée de la voie humaine. Reste à s'y engager, dans la violence de l'instant, la modestie du quotidien et la démesure de l'idéal

Jacques Attali/La Voie Humaine

Je pensais naïvement qu'un avant-propos se rédigeait comme une intention préliminaire dont allait dépendre le contenu de mon livre. Il s'avère que je n'ai découvert celle-ci qu'au terme de mon écriture.

Je reprends donc « la plume » afin de démêler les fils qui me paraissent se tisser entre les lignes.

Le premier axe qui sous-tend l'ouvrage repose sur l'Art de la Question et de l'Interprétation :

- *Comment* interpréter la société dans laquelle je pratique ?
- *Commen*t interpréter l'individu en interaction avec la société ?
- *Comment* questionner les patients afin de les ouvrir à une nouvelle conscience ?
- *Comment* interpréter leur histoire sans qu'elle ne soit une fin en soi ?
- *Comment* garder une saine et forte intention quant au futur collectif et individuel ?

Le deuxième axe se manifeste par une intention de démystifier la pensée magique :

- Les différentes techniques de Développement personnel reposent sur des Sciences et un Savoir et non sur de fumeux postulats ésotériques ou rationnels.
- Avoir un don, quel qu'il soit, n'est positif que s'il est appliqué de manière intelligente, responsable et cohérente.
- Appliquer une technique demande de la même manière d'être un « artisan » digne de ce nom.
- Je voudrais que mes propos donnent des moyens aux individus de choisir leur thérapeute en toute conscience.

Le troisième axe se veut une lucarne ouverte sur les horizons de ces Savoirs, sur celui de nos origines et de notre futur :

- *Je voudrais* susciter le désir de se connaître, de découvrir l'Univers et ses Lois.
- *Je voudrais* inciter chacun à réfléchir au sens de sa vie.
- *Je voudrais* rendre attentif au fait que sans un regard sur le passé, il n'est guère possible de se projeter dans l'avenir.

En tirant sur ces différents fils, jusqu'ici enroulés en pelote dans mon esprit, je découvre mon besoin de revivifier le sens de mon action. Ils actualisent ma nature militante et me permettent ainsi de dépasser le fatalisme ambiant. Car il faut bien le dire et se l'avouer : l'individualisme pénalise, alourdit, freine et tue dans l'œuf le projet de l'Individu réunifié.

Ce travail m'a guidé vers mon propre réanchantement. J'ai revisité ce qui me passionne et me ravit. Il a réactivé mes élans et saines rebellions. J'ai puisé dans les terres fertiles de mes expériences. Elles ne virent le jour que grâce à la confiance et à l'humanité partagées avec ceux que j'ai rencontrés. C'est donc l'esprit plus libre et le cœur plus plein que je termine cette « expérience » initiatique qu'a représenté pour moi l'écriture.

"Le côté positif de l'individualisme moderne est de donner à chacun plus de responsabilité et d'autonomie ; son côté négatif est de dégrader les solidarités et d'accroître les solitudes."

Edgar Morin[1]

[1] Edgar Nahoum, dit Edgar Morin, né à Paris le 8 juillet 1921, est un sociologue et philosophe français. (Wikipédia).

Chapitre I

L'INDIVIDUALISME POSITIF

L'Individualisme, germe ou fruit ?

« Tout le monde croit que le fruit est l'essentiel de l'arbre quand, en réalité, c'est la graine. »
Friedrich NIETZSCHE

Ma réflexion s'est tout naturellement portée sur la notion d'individualisme, car il s'agit bien, dans mon métier d'être en contact avec des individus qui me font une demande personnelle.
Le sujet de l'individualisme est au cœur des réflexions philosophiques depuis que celles-ci existent. Les droits de l'homme en sont la prolongation et indiquent *qu'un individu-citoyen peut revendiquer d'être reconnu, respecté dans sa singularité et sa différence*. Dans notre société occidentale, cet état de fait est le résultat d'une lente évolution de l'Antiquité à nos jours.

L'être émerge du collectif :

Sophocle crée des personnages qui s'individualisent et se « psychologisent » en se détachant du chœur de la tragédie grecque.

Jésus (fils de Dieu et fils de l'homme) nous offre le concept de l'individu « fils de Dieu ».

Descartes (fondateur de la philosophie moderne) affirme « je pense donc je suis ».

Freud (1897) invente la topique du « Je ».

L'être est maintenant pensant, critique, il peut se dire révolutionnaire, citoyen d'un Etat de droit.[2]

Comment ne pas s'émouvoir de voir l'homme se dresser vers le ciel, rire et aimer autour d'un feu désormais maîtrisé ? Comment ne pas applaudir les découvertes scientifiques et se réjouir des avancées sociales gagnées de hautes luttes ?
L'individu peut désormais se projeter dans un futur qui ne sera pas la répétition du passé. Certes, cet espoir d'un lendemain anime le cœur des êtres, mais de quelle nature est-il ? Vers quoi l'individu se projette-t-il ?

Michel Volle[3] dans « une brève histoire de l'individualisme » cite Keynes (économiste et essayiste britannique) : « Quel extraordinaire épisode de progrès économique pour l'humanité que celui qui s'acheva en août 1914 ! La majorité de la population, il est vrai, travaillait dur et vivait de façon inconfortable, tout en étant semble-t-il raisonnablement satisfaite de son sort. Cependant, tout homme ayant une capacité et un caractère hors du commun pouvait entrer dans les classes moyennes ou supérieures. La vie lui offrait, pour un coût modique et sans trop de tracas, des commodités, un confort et des agréments. Cette période heureuse a abouti à une catastrophe : la prospérité ne suffisait pas à combler le besoin de sens ».[4]

Le niveau socio-économique dans lequel vit une personne définit le sens de son existence. D'abord survivre ! Si la faim, la peur et la douleur font partie de son quotidien, son cerveau reptilien assurera les comportements qui répondront à ses besoins fondamentaux qui sont : la sauvegarde de l'individu et de l'espèce, l'agressivité, le souci du territoire et sa défense. La particularité de ce cerveau primitif repose sur ses réponses stéréotypées et rigides. Il est le siège des automatismes, de la routine et des rituels. Un

---

[2] Le texte ci-dessus est inspiré d'un atelier de philosophie informel destiné à mieux comprendre l'individualisme contemporain. Michel Tozzi (janvier 2008)

[3] Michel Volle est un économiste français. Ses travaux se sont focalisés sur l'articulation entre la pensée et l'action. Il est diplômé de l'École polytechnique, de l'ENSAE et docteur en histoire économique. Wikipédia

[4] John Maynard Keynes (1883-1946), *The Economic Consequences of the Peace*, 1919

stimulus aura toujours le même effet, comme par exemple la fuite. Notre cerveau reptilien s'avère indispensable dans les relations humaines, car il décode l'environnement selon ses critères de survie et de reproduction. Chacun peut en mesurer l'influence en observant ses réactions face une autorité forte. Ainsi, des personnalités célèbres témoignent de leur incapacité à rester elles-mêmes lorsqu'elles se trouvent face à un roi, une reine ou un président. Preuve que nous agissons de manière identique aux animaux qui se soumettent en présence d'une autorité dominante.

Vivre *légitimement* est un droit pour chacun. Pourtant il n'en est rien, l'instinct de survie habite le cœur des hommes. Les peurs et angoisses ne se sont pas solutionnées par l'avènement de la richesse et de l'opulence. Bien au contraire, posséder quelque chose génère la peur de le perdre.

De son côté, le cerveau limbique, que l'on nomme « cerveau viscéral de survie », est le siège des pulsions et des émotions. Il est le système dominant de l'affectivité et de la mémoire selon H. Laborit[5]. Sa fonction est d'assurer la survie par une bonne adaptation sociale. Il favorise l'empathie, les convictions et les croyances. Ses mécanismes sont ceux de la réussite, de l'échec, du plaisir et du déplaisir. De profondes traces inscrites dans notre mémoire cellulaire sont liées à l'hostilité de la nature et des sociétés. Elles sollicitent des réponses individuelles automatiques et affectives, assurant ainsi un assujettissement de l'homme par la pérennité des rapports dominants-dominés et les émotions qui y sont associées.

---

[5] Henri Laborit est un médecin chirurgien et neurobiologiste, mort en 1995. Il révolutionna la psychiatrie. Il fût également éthologue(spécialiste du comportement animal) et philosophe.

Le schéma ci-dessous résume les différentes fonctions du cerveau. Celles-ci sont stimulées par les événements du quotidien. *L'accès au néocortex n'est possible que si les spécificités des cerveaux reptilien et limbique sont conscientes et maîtrisées.*

Théorie triunique

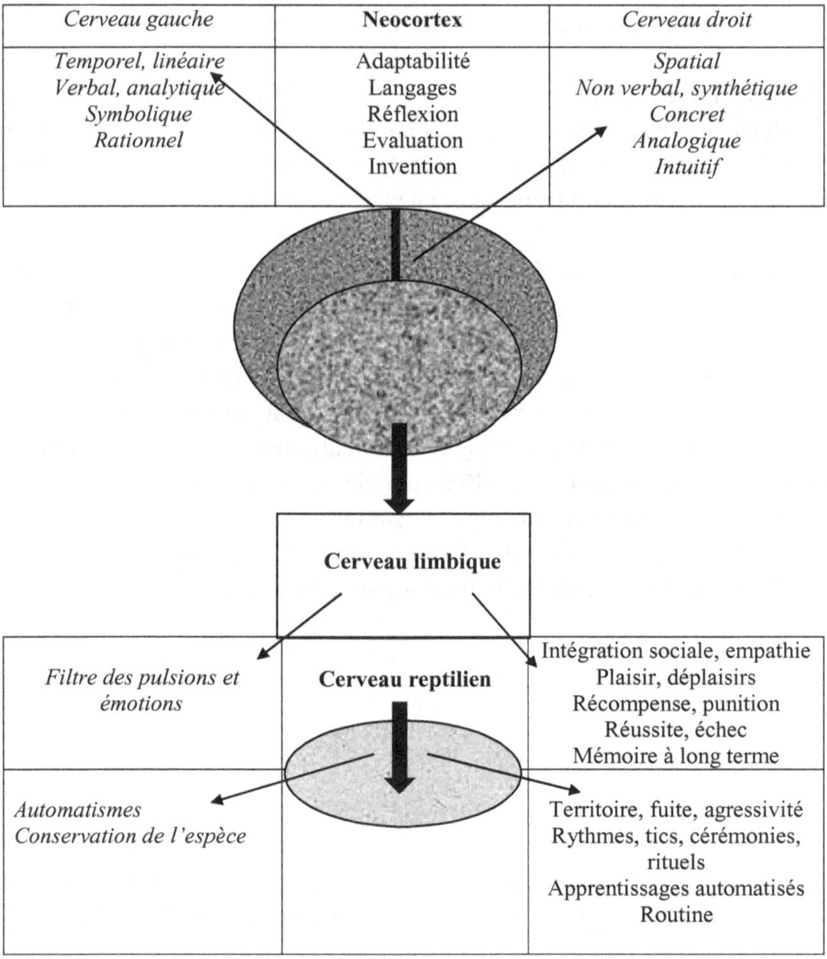

A notre époque, il s'avère possible pour l'homme « moderne » de se référer à son néocortex. Etant moins soumis à la peur, aux clivages et disparités, l'individu peut revendiquer la conscience et la créativité. Il peut jouer avec les concepts, le langage et la pensée abstraite. Cette fonction de son cerveau lui assurant l'aptitude à se différencier d'un objet externe, il devient un être « original ».

L'avènement de cette individualisation positive prouve que l'être humain ne peut se réduire à des instincts et des pulsions. Selon Keynes, « la prospérité ne comble pas le besoin de sens », ce qu'il désigne comme étant une « catastrophe ». Son propos reflète les valeurs d'une société qui a crû et croit encore qu'il suffit d'avoir accès aux richesses pour être heureux. Ce postulat est une interrogation sur la place qui est faite à l'homme dans la société ; et sur celle à laquelle il pense avoir droit.
Notre société individualiste n'est ni le fruit ni le reflet de ce que contient notre individualité consciente. Celle-ci est un germe en devenir étant donné que nos facultés mentales et notre corps évoluent : nous sommes sur le chemin de notre développement.

La croissance des facultés associées à notre néocortex génère un glissement du modèle de *l'homme au service de la société* vers *la société au service de l'homme*. Pris au premier degré, ce dérapage peut expliquer l'individualisme de notre époque. L'individu esclave d'une élite ou l'Etat providence ne sont ni l'un ni l'autre des modèles viables. L'enjeu actuel paraît se situer dans la voie du milieu. Comment l'homme peut-il servir une collectivité sans en devenir « le larbin » et comment cette collectivité peut-elle répondre aux besoins de sens des individus ?

Le développement personnel pour l'Homme

L'émergence du collectif, l'avènement d'un sujet pensant, critique et citoyen permettent aux individus d'avoir des droits, entre autres celui de vouloir et de pouvoir se développer.
Un individu-citoyen revendique d'être reconnu, respecté dans sa singularité et sa différence ; dès lors, la consultation thérapeutique devient un moment privilégié d'échanges, quelles que soient la profession, l'appartenance religieuse ou sexuelle de la personne.
Parallèlement, l'évolution des thérapies prouvent que la perception de l'individu et de la maladie a fortement progressé.
A la fin du XIXème siècle et au début du XXème, les propositions thérapeutiques pour les homosexuels étaient d'une rare violence : l'électrocution ou l'ablation des parties génitales. Au Moyen-Age, les hystériques étaient considérées comme possédés par le diable et les indigents n'étaient reconnus comme « êtres humains » que du bout des lèvres ! Au XXème siècle, le débat sur la question de savoir si » les femmes ont une âme » était encore d'actualité *!*

Grâce à l'évolution de nos sociétés, un patient est aujourd'hui en droit d'attendre de la part du thérapeute une acceptation et une neutralité quant à ses appartenances. Le consultant sait que le temps qui lui est imparti et pour lequel il paie lui est réservé et qu'il peut dès lors faire abstraction de son environnement (famille, société, travail). Selon ses attentes, les soins seront orientés vers le bien-être, la relaxation ou axés sur ses émotions et représentations mentales. Ces approches et thérapies se sont démocratisées ; prendre soin de soi, méditer, respirer, se relaxer, deviennent des évidences et une revendication.

Revenons à la définition citée plus haut :

La revendication d'être reconnu = Le besoin de reconnaissance

Nous touchons ici aux besoins primitifs de l'être humain dont la survie est assurée par son insertion à un groupe social. C'est par l'appartenance à une collectivité que sont validés les sentiments d'exister. La collectivité reconnaît les expériences et le sentiment d'avoir de la valeur. La reconnaissance est le pilier central de notre équilibre physique et émotionnel. Elle est pourtant minimisée, voire rejetée socialement et culturellement ; nous en faisons tous la cruelle expérience.

- L'interdiction de pleurer si l'on est un garçon ou si l'on est « grand » rend nos émotions illégitimes et, par voie de conséquence, nous invalide aussi.
- Minimiser nos réussites afin de ne pas « se reposer » sur ses lauriers nous pousse à prendre le moins de place possible et à nous fondre dans la masse.
- Considérer que d'autres sont mieux placés que nous pour juger ce qui est juste ou pas nous incitent à quémander l'accord et l'approbation de ceux que nous estimons supérieurs.
- Stigmatiser nos manquements et nos erreurs nous convainc qu'apprendre se fait « dans la douleur »

Nous vivons dès lors un paradoxe quant à la notion d'individualisme. Notre société moderne dite « individualiste » incarne socialement une évolution positive. Au regard de l'histoire, il paraît évident que depuis la 2ème guerre mondiale, les individus ont un confort de vie et des richesses jamais atteintes jusqu'ici.
Individuellement, ce statut est-il vécu aussi idéalement ? Cet accroissement du niveau de vie aurait dû combler les attentes des citoyens, pourtant tout thérapeute peut témoigner qu'il n'en est rien.

L'être humain souffre :

Les personnes se sentent, en milieu hospitalier et/ou médical, considérées comme des « cas » et non des individus.

Nombre de mes patients, après avoir été en contact avec la médecine allopathique, aspirent à une réconciliation entre leur corps et leur esprit. Ils témoignent tous d'une déshumanisation des relations médecins-patients et regrettent qu'il n'y ait pas de complémentarité entre ces deux approches.

Les personnes se perçoivent au niveau professionnel comme pressurisées : interprétant les demandes patronales comme une négation de leurs propres besoins.
Il en est de même pour les patrons qui se justifient en permanence, pris en étau entre les exigences économiques et les revendications de leurs employés.

Stress, pression, angoisses et fatigue sont les maîtres-mots de ceux qui s'effondrent sur nos tables de massages. Ils n'aspirent qu'à décompresser, faire le vide et se recharger avant de repartir, persuadés de devoir « tenir bon », « résister » pour garder leur travail ou leur entreprise.

De plus en plus impuissants vis-à-vis de leurs enfants et de l'école, les parents ressentent un malaise profond et souffrent d'une non-reconnaissance de leur rôle et autorité légitimes.

En cabinet, ce sujet est récurrent. On pourrait affirmer que les statuts de parents et d'enseignants sont le fonds de commerce des thérapeutes. Ces rôles générant tant de questionnements, de doutes, de colère et de frustrations.

Les enfants qui se confrontent à un système éducatif et une société qui peine à les reconnaître positivement.

Assister à une réunion de parents d'élèves demande un certain courage : il s'agit d'être prêt à affronter les « pourrait faire mieux », les « insuffisants », les « passables ». On vous affirme que vos enfants ne savent ni lire, ni penser, qu'ils ne travaillent pas assez, jamais assez. On ne nous montre que des adolescents violents, déscolarisés, errant dans les rues avec un IPad greffé dans la main.
Les maîtres-mots sont ici la perte « d'estime de soi » et de « confiance en soi », assortis à de la colère et à beaucoup de tristesse.

Les couples sont tiraillés entre carrière et vie familiale, avec comme préoccupation première des nécessités qui pénalisent la reconnaissance de leurs besoins personnels et intimes

J'échangeais dernièrement avec une femme qui venait d'apprendre qu'elle était enceinte de son 3ème enfant. Avant de s'en réjouir et de décider de le garder, elle me confiait vouloir se renseigner sur l'augmentation de son allocation familiale.

Ces sentiments et ressentis se manifestent par

La revendication

La victimisation

L'illégitimité

Voici les trois axes principaux rencontrés en cabinet

« Il ne faut jamais penser au bonheur cela attire le diable, car c'est lui qui a inventé cette idée-là pour faire enrager le genre humain ».

Gustave Flaubert

L'humanisme, à mes yeux, signifie que nous, êtres humains, ne sommes rien d'autre que ce que nous sommes. Il n'y a pas de Dieu, pas de vie après la mort, pas de religion par laquelle nous serons sauvés. Nous devons nous sauver les uns les autres, avoir de la compassion les uns pour les autres, car personne ne prendra soin de nous, si ce n'est nous-mêmes.

Interview Télérama Janvier 2016
David Cronenberg

Chapitre II

L'INDIVIDU

La revendication - La victimisation - L'illégitimité

Selon toute vraisemblance, ces ressentis sont les effets collatéraux du modernisme. Avant 1914, la population était « raisonnablement satisfaite » selon Keynes. Par l'opulence, les réactions des cerveaux limbique et reptilien se sont faites moins prégnantes ; le néocortex a donc pris le relais. L'individu accède à une nouvelle perception de son environnement. Il l'analyse et se situe par la conscience d'être. Le besoin d'être créatif et original se répand tel une marée, rompant ainsi les digues qui compartimentaient les niveaux socio-économiques. Chacun devient conscient de sa condition et peut espérer l'améliorer. Tout être sortant du collectif peut mesurer les effets et impacts des pressions sociétales, familiales et professionnelles.

> J'ai assisté à une projection du film « Titanic » en Afrique. Lorsque « Jack », le pauvre irlandais, descend les marches qui le mènent au salon réservé à la haute bourgeoisie, les réactions du public furent proches du délire. Le public hurlait de joie, se levait et scandaient son nom.

Devenir conscient « d'être » induit la polarité inverse : la lucidité sur ce que l'individu « n'est pas ». En réponse à cette insoutenable illégitimité touchant le cœur même de la vie et de l'espoir, la souffrance tend à vouloir se solutionner par l'« avoir ». L'homme « déchu » se pare d'or et de strass, cachant ainsi la profonde blessure de son âme.

La manière d'aborder ces meurtrissures a évolué en 25 ans. En 1991 déjà, Régis Dutheil [6] écrit : « la Médecine Superlumineuse et l'Homme Superlumineux ». Sa thèse repose sur l'affirmation d'un lien entre notre conscience et l'univers. Il en déduit qu'il existe un monde ordinaire, « souslumineux », un monde « lumineux », celui de la relativité d'Einstein et d'un monde « superlumineux » habité par des tachyons.[7]
Selon lui, chaque individu possède un champ électromagnétique, une sorte de « signature ». Ce champ ordonne notre hérédité par l'agencement des molécules d'ADN. L'ADN étant considéré comme le véhicule par lequel les informations de cet espace « superlumineux » arrivent à notre cortex cérébral. Cette médecine décèle la maladie au niveau du champ électromagnétique, avant qu'elle ne se manifeste par des symptômes physiques ou psychiques.

Aujourd'hui les livres de Vadim Zeland[8] rencontrent un très fort succès. Il y développe aussi la notion d'une réalité métaphysique [9], au-delà de la perception mais néanmoins objective. Il soutient que notre réalité est le pendant d'une autre dans laquelle se trouve une structure d'informations infinies qui contiennent les scénarios de tous les événements possibles ; une bibliothèque recouvrant tous les événements passés, présents et futurs. Il enseigne dans ses ouvrages des techniques afin d'accorder l'esprit à l'âme. De cette union naît une force qui peut réaliser tous nos projets, activant ainsi cet espace de variantes.

Ces auteurs, inspirés par la physique quantique, font éclater les concepts et représentations que l'on pouvait avoir de la médecine et de ses possibilités. Ils nous proposent une nouvelle vision, une manière inédite d'aborder les soins.

---

[6] Régis Dutheil : Professeur de Physique et de biophysique à la faculté de Médecine de Poitiers
[7] Le tachyon est une classe de particules hypothétiques dont les principales caractéristiques sont d'avoir une vitesse toujours supérieure à la vitesse de la lumière.
[8] Vadim Zeland : physicien russe, créateur de la méthode « Transurfing »

[9] Une interview de Vadim Zeland est disponible sur le site Transurfing.fr.

Paradoxalement, ces grandes avancées sont des passerelles qui nous permettent de valider ce que les traditions les plus anciennes nous proposent depuis toujours :

Selon la physique quantique, l'univers et toutes les lois de la nature naissent d'un champ unifié d'énergie.

Selon les Védas, cette naissance se fait étape par étape à partir d'un océan infini de pure conscience.

Champ unifié d'énergie et océan de pure conscience : deux visions aux attributs identiques. Par cette actualisation des Sagesses anciennes, le sens et la compréhension de l'Etre Humain s'enrichissent et s'éclairent.

A partir de là, deux philosophies radicalement opposées vont se regrouper sous le terme de développement personnel. Une, très mécanique, se polarise sur des techniques exogènes telles que la cohérence cardiaque[10]. L'aspect spirituel est peu ou pas abordé. La seconde, holistique, replace l'individu dans son lien à l'univers. Les soins visent un développement de tous les plans de l'être. Le monde spirituel est valorisé. Les outils utilisés par les thérapeutes sont multiples et sont le reflet de leur option philosophique. Ils ont toutefois des objectifs similaires :

- Développer les potentialités dont nous sommes tous porteurs pour atteindre nos objectifs.
- Se libérer du passé et des émotions
- S'éveiller à la spiritualité par les thérapies holistiques

[10] La cohérence cardiaque est une technique de respiration rythmée afin de réguler le système nerveux autonome.

Afin que :

- De la revendication, la personne accède à « je n'attends pas que l'on me donne, je demande »
- De la victimisation, l'individu devienne Acteur, Auteur de sa réalité et agisse
- De » je dois me justifier », l'être apprenne à légitimer ses besoins

Toutes ces thérapies orientent le sujet vers « la connaissance de soi ». « *Le connais-toi toi-même »* inscrit sur le fronton du Temple de Delphes reste d'actualité. Toutefois, un psychologue et un thérapeute holistique n'interpréteront pas cette phrase de la même manière !

Socrate affirme que l'homme se doit de lutter contre l'ignorance et doit développer ses vertus afin de devenir « bon » et « juste ».

Bouddha lutte contre les attachements, il montre la voie de la libération de la roue des réincarnations.

Jésus révolutionne la relation de l'homme à Dieu. Par Lui, l'être accède à une relation personnelle à Dieu le Père.

Quelle lecture pouvons-nous avoir de ces préceptes qui ne laissent personne indifférent ? Ils nous attirent ou nous repoussent, nous apaisent ou nous agacent. En résumé, ils nous questionnent !
Nous pouvons être les héritiers des Maîtres de jadis, à condition d'en avoir une interprétation éclairée par la lumière du Savoir et non par les ténèbres des croyances limitantes et réductrices.

Jésus demande à ses apôtres *de tout quitter pour le suivre.*

Bouddha exige *le renoncement à tout bien matériel et* comme Socrate, prône *le développement des vertus.*

Jésus suggère à ceux qui le suivent de *« prier* Dieu *».*

Tant Socrate que Jésus, condamnés par la justice, deviennent Acteurs de leur mort et non des victimes. A aucun moment, ils n'ont douté de la légitimité de leur foi, et ceci au péril de leur vie. Le symbolisme de leurs histoires réanime notre psyché, il fait écho à nos images inconscientes qui ressurgissent afin de s'individualiser. Nous pouvons les considérer comme de grands initiateurs sur lesquels nous pouvons nous appuyer sur le difficile chemin de cette « *connaissance de soi* ».

Difficile, car notre culture du résultat, de l'avoir, nous met dans une situation très inconfortable lorsque nous entamons cette démarche. Nous rechignons à accepter l'adage qui suggère que « *Ce n'est pas d'arriver qui est important mais bien le chemin* ». Nous voulons avoir des réponses à nos questionnements intérieurs, à nos doutes quant à notre identité et pestons lorsque que l'on nous renvoie à « *ce n'est pas la réponse qui est importante mais bien la question* ».

Ne pas vouloir être arrivés avant d'être partis, ne pas vouloir une réponse à une question mal pensée sont pourtant des conseils avisés ! Einstein disait : *Si l'on me donne un problème à résoudre dont dépend ma vie, je prendrais 55 mn pour réfléchir aux bonnes questions et 5 mn pour y répondre.*

Ce pèlerinage dont on mesure bien le premier pas nous projette donc en Terra Incognita [11] : nous-même. Nous y retrouvons le visage de notre mère errant dans la savane africaine. Cette terre gardant en son sein le squelette des primates dont un maillon se serait perdu[12] ! Celui-ci est peut-être à chercher dans les palais des civilisations anciennes dont nous déchiffrons maladroitement les traces. Les rouleaux cachés par les premiers chrétiens [13] et les tablettes sumériennes dévoilent l'existence d'êtres mythiques venus du ciel. Ils apportaient avec eux des savoirs et technologies qui nous font rechercher encore aujourd'hui, les vestiges de l'Atlantide.

---

[11] Une terra incognita (terre inconnue) est un territoire qui n'a pas été exploré par l'Homme.

[12] Théorie du « chaînon manquant » : un trou dans l'évolution des espèces.

[13] La bibliothèque de Nag Hammadi est un ensemble de treize codex de papyrus reliés en cuir, du milieu du IVe siècle. Retrouvés en 1945 dans la ville de Nag Hammadi au nord-ouest de Louxor et Les Manuscrits de la Mer morte découverts à Qumrân découverts entre 1947 et 1956

Nous pouvons nous imaginer tels des Golem,[14] serviteurs d'une divinité dont on ne sait rien. Jouets dans les mains d'un Dieu qui se fait bienveillant, vengeur ou sauveur selon le temps, les besoins et les opportunités.

Un « nous-même » dont les origines vacillent au gré du vent des croyances. Nous ignorons d'où nous venons, qui nous sommes et où nous allons. Ce Mystère s'aborde par l'humilité et s'éclaire des expériences et pensées des Sages qui ont parsemé l'Histoire. Il se comprend par notre relation au monde et à la réalité dont nous devons sonder les mécanismes. Il nous questionne sur nos rêves et nos angoisses. Nous sommes des Chercheurs d'Or ! Nous tamisons le lit de nos inconscients et nos mémoires sont les cailloux recouvrant notre pépite, cette parcelle d'étoile, dont on doute trop souvent.

[14] Le Golem est un terme hébraïque définissant un être humanoïde, fait d'argile et façonné par Dieu. Informe ou inachevé, il n'a ni parole ni libre-arbitre. Il assiste et défend son créateur.

Mon approche thérapeutique par
La Numérologie

L'origine de cette Science des Nombres est sujette à conjecture. Il est possible d'en retrouver des traces dans la Kabbale sous le nom de Guématrie. Les prêtres de l'ancienne Egypte, puis les philosophes grecs y avaient déjà recours. Des traces écrites de cet Art se retrouvent aussi en Chine et en Inde. Taxée de science occulte, la Numérologie fût longtemps réservée aux savants et érudits, puis reprise par Saint-Augustin, Descartes, Baudelaire et Victor Hugo. Au début du XXème siècle, elle se développe aux Etats-Unis avant de se diffuser en Europe.

Notre nom et notre date de naissance révèlent des informations sur notre personnalité. Pour comprendre ce qui permet cette affirmation, il faut dans un premier temps comprendre la mécanique des nombres.

Pythagore[15] soutient que les lois[16] de l'Univers sont mathématiques et géométriques. Ce sont elles que nous percevons au niveau de notre réalité. Pythagore en propose une modélisation par les nombres. *Il est important de bien comprendre que cette théorie ne dit pas que l'Univers est Nombres mais bien les lois.*[17]

Ce mathématicien de génie nous propose *un alphabet* composé des 9 premiers nombres entiers[18] et de trois figures géométriques (mères) : le cercle, le triangle et le carré.

---

[15] Pythagore fût un philosophe présocratique, et un mathématicien scientifique qui serait né aux environs de 580 av. J.-C. à Samos. On situe sa mort aux environ de 495 av. J.-C.

[16] La gravitation, l'attraction, la résonance en sont des exemples

[17] Tous les nombres ne sont pas détaillés ici, seul le mécanisme de la numérologie est explicité. D'excellents ouvrages spécifiques peuvent être consultés afin d'avoir les interprétations de tous les nombres.

[18] Ce site peut vous donner toutes les indications quant à ces nombres http://symbolinks.com/index.html

•		Le point	1
—		La droite	2
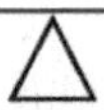		Le triangle	3
		Le carré	4
		Le pentagramme	5
		L'hexagone	6
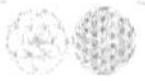		La Fleur de Vie	6 + 1
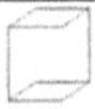		Le cube	8
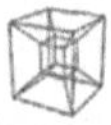		L'hyper cube	9

Ce langage nous permet une représentation symbolique de certains principes :

Le cercle *symbolise Dieu*
Le triangle *représente l'Homme*
Le carré est *rattaché à l'Univers - Terre*

Puis

1 = principe masculin */ père /Yang*
2 = principe féminin */ mère /Yin*
3 = principe androgyne */l'enfant/ le rapport du Yang et du Yin*

Et ceci jusqu'au nombre 9.

Selon Pythagore, l'Univers est composé des nombres de 1 à 9 car tous les nombres se réduisent théosophiquement [19] aux neuf premiers. Voici un exemple :

1259 : 1 + 2 + 5 + 9 = 17 / 1 + 7 = **8**. *1259 est un reflet du nombre 8*

Les calculs numérologiques se font selon cette méthode pythagoricienne.

Il est possible de travailler avec des nombres allant de 1 à 22. Il faut y voir un aspect développé des neufs premiers et non une remise en question de la méthode. *Par exemple, le 22 se réduit en 2 + 2 = 4 et le 13 en 1 + 3 = soit aussi un 4.* Symboliquement les 9 premiers nombres incarnent les bases de notre apprentissage et les 13 suivants comment nous pouvons les mettre en œuvre.

A partir d'un point (le 1) l'Univers se développe pour atteindre sa pleine expansion avec l'hypercube qui symbolise la Création (le 9).

Nous vivons en tant qu'être humain cette même évolution. L'itinéraire allant de la conception à la mort peut être subi ou devenir le germe d'un chemin initiatique. Ainsi, le 1 symbolisera l'élan de vie, le 9 la naissance; les nombres allant de 2 à 8 seront les étapes de notre gestation. Durant notre vie, l'influence des principes formateurs nous structure. Il en est de même au cours d'une grossesse : chaque mois correspond à un développement spécifique du fœtus. L'expérimentation individuelle des 9 principes représente les acquis fondamentaux par lesquels nous accédons au statut « d'homme conscient ».

Une naissance se fait dans un lieu donné, dans une famille spécifique et à une date précise.
La Gnose[20] nous dit que l'âme choisit sa famille et l'instant de sa venue ; elle opte pour un itinéraire qui va lui permettre d'évoluer et de se perfectionner.

---

[19] La théosophie est un système philosophique ésotérique à travers lequel l'être humain tente de connaître « le Divin » et les mystères de la Vérité. (Wiképédia)

[20] La Gnose du mot grec « connaissance » est un concept selon lequel le salut de l'âme passe par une expérience ou révélation directe de la divinité. Cette connaissance passe par la connaissance de soi[1].

Ce chemin porte en lui les éléments « d'attraction[21] » qui lui ont fait choisir cette réalité.
Les fils qui se sont tissés entre cet enfant à naître et l'univers, dans l'antre clos du ventre de la mère, se condensent lors du premier cri. La porte s'ouvre, la lumière révèle ce qui était caché. Toute mère sait intuitivement que son enfant connaît tout d'elle et de la vie et qu'elle n'a que peu à lui apprendre. Ses bras et son cœur sont là pour le rassurer, le soutenir et le guider. Cette mère s'abreuvera à la source de cette coupe emplie des multiples facettes de sa descendance.

Ne voir en l'enfant qu'une petite créature dont on doit diriger le corps et l'esprit ; penser que le monde crée « l'individu » ; refuser l'idée de « l'individu » en tant que créateur du monde ; imaginer que cette coupe est à remplir plutôt que d'y chercher son reflet à mettre en mots ; tout ceci dilue et trouble l'eau primordiale des dons. L'enfant devenu adulte s'égare et doute. Plutôt que d'être accueilli, il sent que sa place est à conquérir, le sens inné de son élan devient une errance.

Vu sous cet angle, un thème numérologique lève le voile qui recouvre notre Nature. C'est Elle qui nous permet d'affirmer ce qui nous habite et fait de nous ce que nous sommes.

Les potentialités et les ressources y occupent une place prépondérante.

Les potentialités sont l'ensemble des ressources dont quelqu'un, une collectivité peut disposer : elles sont la « manifestation » des ressources que nous possédons. Pas de potentiels sans ressources. Il peut y avoir par contre, des ressources « non manifestées. »

Le pétrole est une ressource de la terre mais il faut l'extraire, le raffiner afin qu'il se transforme en carburant ; *il devient donc le potentiel manifesté de la ressource.*

---

[21] En référence à la loi d'attraction-répulsion présente au niveau de l'atome et des électrons soit de toute matière

Le mot *« ressource »* signifie avoir les moyens de faire, à partir d'un matériau de base.
Le pétrole est une huile minérale constituée d'une multitude de composés organiques. Pour devenir une ressource, *les éléments disparates doivent se coaliser et se densifier.*

Il est intéressant de faire un parallèle avec la lame XI du Tarot, La Force. Elle symbolise pour les Compagnons du Devoir, l'Art des « mortaises ou tenons ». Ces petits bouts de bois verrouillent les différents éléments d'une construction. Dès lors, toutes ces pièces n'en forment plus qu'une : la charpente.

Ces termes sont d'actualité, ils nous concernent personnellement et collectivement. Nous puisons dans nos réserves afin d'être présents à notre quotidien, ceci parfois jusqu'à l'épuisement. Les ressources de la Terre et les nôtres ne sont pas infinies, nous en continuons pourtant l'exploitation massive et inconsciente. La maltraitance infligée à la planète n'est-elle pas le miroir de celle que nous ressentons profondément ? La non-reconnaissance des besoins, le dénigrement, les abus de pouvoir peuvent autant s'appliquer à l'homme qu'à la terre !

Utiliser ses ressources intérieures demande de l'intelligence, de la maîtrise et de l'humanité. Cela suppose surtout d'être à même de se ressourcer : faire de nos expériences et de ce que nous sommes UNE force !

Se « re-sourcer » est aussi une invitation à revenir à sa source et à ses racines. C'est un retournement d'attention. Non pas périphérique, mais dans le creuset intime et alchimique de notre être.
Au cœur de la Terre et de notre intérieur se cachent des substances provenant des astres, comètes et astéroïdes. Ne sommes-nous pas *des poussières d'étoiles*, comme le dit si bien le physicien Hubert Reeves ? Nous sommes individuellement pareils à notre planète, composés d'une multitude d'éléments mais néanmoins Unique.

Nos richesses sont à chercher dans ce que nous sommes, dans nos héritages et vécus, peut-être même encore plus loin. Les psychanalystes C.-G Jung[22] et Stanislas Grof [23] parlent d'inconscients collectifs et de mémoires dépassant largement le cadre dans lequel nous les pensons. Nos racines s'étendent, tirent leur sève et la nourriture dont elles ont besoin bien au-delà de ce que nous savons de nous. Développer nos potentialités revêt alors un sens bien plus vaste que celui de nos compétences.

Nous devenons des réceptacles, à travers le temps et les âges de vécus morts et nés à nouveau, prêts à grandir et à croître, à condition d'être nommés : l'homme remplit pleinement son rôle lorsqu'il accueille les passés en toute conscience, puis les transforme en avenir.

Notre éducation est un passé qui renferme les freins et appuis que nous ont offerts nos éducateurs. In-utéro, les bébés se nourrissent et partagent les rêves, les peurs et angoisses de leur mère. Dans cette matrice, ils s'imprègnent de mémoires et de ressentis afin de croître et se développer. Ces mémoires inconscientes et collectives sont les *cordons* qui nous relient à l'Histoire de l'Humanité, passée et future !

Quel grand-père ou grand-mère n'a pas offert d'un regard ou d'un geste, une force pour l'avenir ?

La Numérologie offre ce voyage en quête de nos poussières d'étoiles. Cette croisière va dès lors porter le nom de « capital de naissance ».

---

[22] Carl Gustav Jung est un médecin psychiatre suisse né en 1875 et mort le 6 juin 1961. Wikipédia

[23] Stanislav Grof est, avec Abraham Maslow, l'un des fondateurs de la psychologie transpersonnelle (1969) et l'inventeur de la respiration holotropique,

Un thème[24] se structure selon le schéma suivant :

La Généalogie ⬇	Le « Je » ⬇	La psycho-généalogie : la relation entre les deux ⬇	Les réalisations probables ⬇
L'Inné	Le Personnel	Les défis	Les réalisations possibles

Les lettres-nombres, la date de naissance, créent un faisceau particulier. Des nombres sont très présents, d'autres non. Certains sont même absents. Aucun déterminisme ne peut s'appliquer. Un thème complet met en évidence l'Unicité de chaque individu et nous confirme l'intelligence de la Vie et de la Nature. La connaissance de notre personnalité nous est familière, nous avons plus de difficultés à nommer nos aspirations. Quant à nos réalisations, elles se teintent de doutes ou de surinvestissement. Etudier la relation entre nos aspirations et nos réalisations est édifiant :

« J'aurais dû ! » Voici LA phrase exprimée par la majorité des personnes arrivées au terme de leur existence.

Un fossé existe bel et bien entre nos désirs de réalisations et les actes que nous nous autorisons à poser.

Trois pièces maîtresses composent celui-ci :

Un projet « parental » ou « généalogique » inconscient : Il est une interprétation, personnelle et inconsciente, des attentes et loyautés familiales, ceci sur des générations.

Un projet « personnel » : Par lui, nos désirs s'expriment consciemment.

La Réalisation : Elle est le miroir de la relation entre le projet parental et personnel.

---

[24] Plus de détails et un exemple sont donnés dans le chapitre ma « boîte à outils » page 169

Exemple : « Tous les membres de ma famille sont des musiciens »

- je suis musicien par loyauté envers ma filiation
- je suis musicien, c'est un choix après mûre réflexion
- je désobéis à ma famille et je me lance dans la cuisine !

Franchir la barrière qui nous sépare de nos désirs demande de la Force : *la cohésion de toutes nos ressources*. La Numérologie propose ce développement de l'être tout en équilibre. Le Nom, le Prénom et la Date de Naissance sont le Sel, le Soufre et le Mercure des Alchimistes. Le Secret de toute Préparation dans l'Athanor relève de la gestion du Feu Alchimique : les nombres en excès, faibles ou manquants, sont une proposition d'accéder à ce Secret.
Par la maîtrise et le dosage de notre capital de naissance, nous entamons les processus de transmutation du Plomb en Or. Guidés aussi par nos défis, qui orientent notre attention et ciblent les points sur lesquels nous devons investir toute notre énergie.

Après l'analyse de l'individu, il s'agit de le placer dans un espace et dans le temps. Toute vie est sous l'influence de cycles qui lui sont propres ou liés à son environnement. Un thème fait état de ces différentes périodes. Un nombre accompagne notre croissance jusqu'à l'âge adulte, puis un autre influence notre vie active et le dernier nous accompagne jusqu'à notre fin. Ces trois phases se subdivisent sous l'effet des Lois régissant le vivant : un projet s'élabore, se réalise et aboutit ; nous avons des moments de bonheur puis de morosité et de tristesse. La réussite n'est pas éternelle, nous passons par des étapes de stases et d'échecs.

Ces différents « instruments » sont les notes d'une partition dirigée par un chef d'orchestre, notre Chemin de Vie. Il est le berger attentif à ce qu'aucun de ses moutons ne s'égarent. Son nombre est un phare bienveillant, illuminant notre sentier de sa symbolique.

Le Chemin de Vie

(Exemple de calcul : 25.07.1977 : 25 + 07 + 1977 = 2009 : 2 + 0 + 0 + 9 = 11 : 1 + 1 = 2)

Il peut être dérangeant de penser que l'on a un Chemin de vie ; cela remet en question notre libre-arbitre.
Comprendre et positiver le nombre de notre date de naissance n'est possible que si nous acceptons d'imaginer l'univers tel une roue tournant en permanence. Il a ses cycles, ses hauts et ses bas, une progression puis une régression. Venir au monde à une certaine date, c'est naître à un moment précis de ces mouvements fluctuants qui ne sont toutefois pas erratiques. Pareils aux saisons, ils manifestent la complexité des Lois régissant le Vivant.
Le Champ unifié, que l'on qualifie de monde d'en Haut, se compose d'une multitude de particules vibratoires qui vont se transformer en matière, le monde d'en Bas. Chaque nombre de 1 à 9 suit cette même mutation. Premièrement, il sera le reflet d'un grand principe puis d'une loi physique. Pour l'individu, cette évolution s'interprète symboliquement, psychologiquement et physiquement.

Voici un exemple de cette chaîne de transformation :

Le nombre 1

Le symbole du monde d'En Haut	Le symbole du monde d'En Bas	Le symbole humain	Le principe	L'Interprétation
Le soleil	L'atome	La cellule	L'unité	Le Père

Si vous plantez une semence au printemps, elle devra se préparer à supporter les pluies orageuses de l'été. Plantée en automne, elle affrontera les gelées et la neige. Une autre lecture est possible : la plante printanière appelle, attend le soleil et la chaleur pour se déployer ; l'hivernale espère le froid pour condenser son énergie avant d'éclore. Parce qu'elle est magnétique, notre vie nous confronte à notre Voie ; elle attire les expériences qui nous feront grandir et prévoit le type d'écueils auxquels nous nous verrons confrontés.

Avoir un Chemin de Vie 1 aura comme « climat » général l'action, les projets, la libido (l'énergie créatrice). L'interprétation ne sera pas la même si dans l'inclusion[25] le « 1 est en excès » ou « sans le 1 ». Ce sera alors une proposition d'équilibrer les ardeurs, de tempérer les projets ou alors de les stimuler.
Des milliards de personnes sur notre planète sont sous l'influence des mêmes nombres, pourtant leur parcours est unique !

Etablir un thème et en faire la restitution demande de s'ouvrir à cette spécificité et à sa magie. Les nombres interagissent, se croisent, se font miroirs, s'unissent ou s'affrontent. Ils dessinent un portrait qui ne ressemble à aucun autre.

> Dans ma famille, nous sommes trois femmes qui avons le 8 comme Chemin de Vie. Les trois niveaux de ce nombre expriment un domaine dans lequel chacune de nous peut reconnaître son idéal et son défi :

- la justice sociale, l'équilibre et l'harmonie
- la justesse, l'intégrité personnelle et la quête des causes profondes
- la justice universelle, le lien entre micro et macrocosme, la relation au monde

Notre mission porte néanmoins le « sceau du 8 » qui demande d'incarner personnellement et concrètement les valeurs auxquelles nous adhérons.

[25] L'inclusion en numérologie est la répartition et l'équilibre des nombres entre 1 et 9 dans l'identité usuelle et de mariage : voir un exemple dans « Ma boîte à Outils » page 182

Le thème complet

La valeur de l'anticipation de notre tâche repose sur son effet stabilisant face aux tempêtes émotionnelles et psychiques qui nous assaillent lorsque nous faisons face à des imprévus.
Accorder trop d'importance à une chose crée un potentiel en excès qui devra se solutionner d'une manière ou d'une autre. Ceci est un principe de base qui mérite de s'y attarder. Il permet d'aborder un aspect thérapeutique important :

La discrimination et le détachement

Ces facultés sont la Pierre angulaire de toute évolution intérieure.

Nous sommes soumis à la loi de « toute cause à un effet » et à celle de la Nature recherchant en permanence l'équilibre[26]. Un trop plein d'émotions va induire une décharge, que ce soit par des cris, des pleurs ou un mal de ventre. Des tensions et du stress amènent le sujet à des blocages physiques ou à une décompensation psychologique. Ruminer un problème, idéaliser quelqu'un ou quelque chose, adorer ou exécrer créent des potentiels en excès qui vampirisent notre énergie au profit de situations ou de personnes qui s'en nourrissent. Les déséquilibres et l'énergie gaspillée à surinvestir notre nature émotionnelle et mentale nous détournent de notre route.

Nos *potentialités* ont comme vocation première de se mettre au Service du développement de notre équilibre personnel global. Elles sont notre colonne vertébrale, notre verticalité. Cette ossature nous permet de poser un regard serein sur nos propres faiblesses *qui sont une force en devenir,* un germe qui a besoin d'attention et d'intention pour se révéler.

La rencontre de nos forces et de nos faiblesses se manifeste par « nos défis ».

« Nous n'avons comme défis que ce que nous pouvons réaliser »

---

[26] Dans ces ouvrages « Transurfing », Vadim Zeland dresse un tableau pointu de ces « forces d'équilibrages ».

Au début de ma pratique, j'ai rencontré un cas extrêmement difficile et lourd. Je ne me sentais pas prête, j'ai donc demandé à mon formateur de prendre cette patiente. Sa réponse fût très claire : *« cherche en toi les ressources pour faire face »*. J'ai contacté un confrère expérimenté afin qu'il m'assiste pendant quelques séances. Puis ayant repris confiance en moi, j'ai poursuivi seule.

Nous avons des idéaux, des aspirations, des désirs de réalisation qui peuvent rester embryonnaires. Nos défis sont les moteurs qui nous poussent à insuffler de la vie, du dynamisme à ce qui pourrait rester inerte et pesant. Il est donc nécessaire de ne pas les considérer comme des ennemis ou une tare.

La numérologie au service du Citoyen

Etre citoyen signifie être actif au sein d'un groupe, d'une société. Il s'agit de s'engager avec d'autres pour une cause dépassant le cadre de notre intérêt personnel.

Le Nombre de Force indique le secteur privilégié dans lequel il est souhaitable que le consultant s'investisse. *Il incarne la Mission de Vie.*

Le Nombre axial donne *la direction générale de la vie du sujet*, il s'associe au Chemin de Vie.

Ces deux nombres nous incitent à exprimer nos talents dans et pour le monde. La vocation de chaque existence n'est-elle pas de participer à un plus grand que soi ? Pourtant, il n'est guère aisé d'avancer en conscience, de revendiquer sa juste place dans la société.

Nous nous égarons souvent car :

Nos forces et nos faiblesses ;
Nos manques et nos défis

=

Un Chaos à organiser en permanence

Ce Chaos en se structurant prend forme et dessine un But, un Idéal. Il est une tension à aller vers, une volonté de prendre sa place extérieurement. Cet idéal est un mouvement perpétuel qui grandit avec nous, s'amenuise lorsque que nous procrastinons[27] et au pire s'occulte quand nous faisons la part trop belle à des objectifs exogènes et réactionnels.

Hésiode[28] dans sa Théogonie affirme que le Chaos précède l'origine du monde et des dieux. Il précède donc la Terre et peut être mis en relation avec le Champ quantique et l'Espace de variantes.

Ce concept est universel, toutes les cultures mettent en place des stratégies d'évitement tout en l'utilisant comme grand « initiateur ». La forêt, la brousse, la grotte sont des lieux de Chaos qui font partie des rites initiatiques Vie-Mort-Vie.

Il n'y a plus vraiment de lieux où nous pouvons nous penser en sécurité absolue. Peut-on en déduire que la confusion frappe à notre porte ? Tels les hommes de la préhistoire rassemblés autour d'un feu, d'un totem ou d'un dieu, nous nous regroupons au sein de structures rassurantes. Les valeurs traditionnelles telles que le mariage reprennent une place importante dans la vie sociale actuelle. Toutes ces stratégies développent de puissants mécanismes de protection qui sont une réponse de notre cerveau archaïque.

> Lors de mon séjour en Haïti, j'ai été frappée par les attroupements autour d'un bar, d'une église ou d'un cimetière. « Le regroupement est un réflexe instinctif en réponse à la terreur». C'est ce qu'a révélé une étude, faite sur les traumatismes liés au séisme qui a ravagé ce pays.

Une autre manière d'occulter le chaos est de focaliser son attention sur quelque chose : des vidéos montrent des personnes complètement hagardes lorsque leur ordinateur tombe en panne, d'autres captivées par leur écran, tombent ou se font renverser par des voitures. Des enfants en bas âge consultent pour des difficultés à communiquer et des obsessions importantes.

---

[27] La procrastination est une tendance à remettre systématiquement des actions au lendemain.
[28] Hésiode : poète grec datant du VIIIème siècle Av. J-C.

Le déni renforce le repli sur soi. Sans une dimension initiatique, il ne fera qu'entretenir sournoisement les peurs.

J'étais présente, lorsque deux ressortissants français ont été tués dans un restaurant d'une ville d'Afrique de l'Ouest. Cette attaque, menée par un groupe terroriste, a généré essentiellement deux types de réactions sur la population expatriée :

- Certains ont quitté ce pays dans la semaine
- D'autres ont banalisé les événements

Le reniement émotionnel n'offre aucune possibilité de réflexion sur l'impact que ce type d'agression génère. Les individus continuent à vivre tout à fait normalement. La peur et les angoisses sont refoulées ou travesties en colère et ressentiment.

« Il faut continuer à vivre »
« Ce serait leur donner raison que de renoncer à sortir »

Tels des Héros mythologiques se lançant à l'assaut du Dragon ou du Minotaure, certains mettent parfois leur vie en péril au nom d'un Idéal. Par contre, lorsqu'elles sont en difficultés, la comparaison s'arrête. Le combat perd de sa superbe et se transforme en recherche d'un responsable ou d'un coupable !

Un Héros transmute sa quête personnelle en quête universelle. Sa lutte se nomme renoncement et détachement. Il affronte ses démons intérieurs. Par une confrontation aux images archétypales symbolisées par les nombres, il porte à maturité les parties de lui-même restées infantiles. Ce pouvoir de discrimination représente le point de départ de toute évolution personnelle. Il est le germe du courage.

Nous portons tous en nous la grotte de nos inconscients, la jungle de nos émotions refoulées, la forêt profonde de nos désirs.

Le Nombre de Force et le Nombre Axial nous interpellent et nous suggèrent de réfléchir sur l'orientation que nous donnons à notre existence. Ils expriment le vouloir de notre âme et nous questionnent sur la place que nous occupons dans la société.

En prendre connaissance relève d'équations simples :

Le vécu est en accord avec la vocation de l'âme
Le vécu ne correspond pas du tout à cet appel intérieur

Contrairement à notre mental, notre Esprit est bien au-delà des représentations et croyances. Il exprime notre réalité fondamentale et existentielle. Ce que nous croyons être juste et la vérité sur nous-mêmes s'analysent par la mise en évidence de nos conditionnements.

Qu'est- ce que le bonheur ?
Qu'est- ce que la réussite ?
Qu'est-ce que la chance ?

Tout être est confronté à des influences extérieures et intérieures multiples :

L'idée du bonheur est culturelle : l'idéal n'est pas le même selon la culture dans laquelle on a grandi.

L'idée du bonheur est sociétale : les sociétés véhiculent des indices du bonheur via les médias qui ne peuvent pas nous épargner.

L'idée du bonheur est personnelle : elle se construit souvent en réaction à un vécu douloureux.

L'idée du bonheur est trans-générationnelle : on obéit souvent à un idéal familial par loyauté inconsciente.

D'un côté il y a donc une « unicité » qui voudrait s'exprimer et de l'autre un collectif d'idées qui peut soutenir cette unicité ou la contrecarrer totalement ou partiellement :

« J'aurais voulu être un artiste ! «

Il peut y avoir un abîme entre ce que nous pensons « être le bonheur » et ce que notre être intérieur considère comme étant le bonheur. La numérologie génère cette confrontation positive. Votre mission de vie peut suggérer que votre bonheur serait de privilégier une carrière artistique. Votre idéal, votre idée du bonheur contrairement à ce qui précède vous orientent vers une carrière de fonctionnaire.

Devez-vous renoncer à votre idéal au profit de ce qui est dit dans votre thème ? *Bien sûr que non !* Votre libre-arbitre l'emportera toujours. Le thème met en évidence certains besoins ou potentialités. Les connaître permet de faire des choix en toute conscience. Un consultant peut renoncer à sa créativité par besoin de stabilité et utiliser ses dons artistiques pour le plaisir !

Etre un citoyen actif = apporter SA PIERRE à l'édifice

Si un citoyen n'est que le relais de représentations qu'il n'a pas individualisées, aucune progression ni évolution citoyenne n'est possible. Si ses actes ne sont que des réactions, sa participation au développement de la Cité en sera amoindrie. Le Droit au Développement personnel (droit à l'unicité, à l'individualité, à la singularité) s'accompagne d'un Devoir de restitution par l'engagement.

Se développer implique donc une réciprocité, une responsabilité.

En tant que thérapeute, je me dois d'être le vecteur de cette prise de conscience. Mon action a comme vocation de favoriser la création de passerelles entre soi et l'Autre. Yvan Amar[29] nous dit que prendre *soin de soi* est un acte écologique qui prépare l'être à prendre *soin des autres*. La validation d'une démarche thérapeutique se mesure à certaines prises de conscience que peut faire l'individu ; mais surtout aux actes que celui-ci pose dans sa vie et son quotidien.

---

[29] Yvan Amar est un écrivain et conférencier français de spiritualité, fondateur des éditions du Relié

Lors de mon initiation à la méditation transcendantale, nous devions, après quelques semaines de pratique, nous exprimer sur ce que méditer avait changé dans notre vie.

> « Avoir une ouverture plus grande, des sensations et perceptions accrues » fut l'expérience d'une participante.
>
> L'enseignant lui reposa la question : oui, mais dans ta vie de tous les jours, dans tes rapports aux autres, qu'est-ce que la méditation t'a apporté ?
> Et toujours la même réponse : *mes sensations, mon ressenti.*
> Voilà un exemple très net d'un « échec », peut-être temporaire, de l'application d'une méthode. Sans acte ou résultats concrets, il est virtuel de parler de réussite.

Bien des parents aiment leurs enfants sans le leur dire ou le leur montrer. Des couples se chérissent sans toutefois s'engager, trouver le « commun » de leurs histoires, ni être actifs dans la construction de leur amour. Combien sommes-nous à lire des livres de spiritualité, de développement personnel sans penser à valider ces théories par des actions concrètes et pratiques.

Pour terminer ce chapitre, je ne peux que témoigner de ma fascination quant à la pertinence et la justesse de cette Science des Nombres.

Elle s'avère être une fenêtre sur : « *j'avais oublié ce devenir qui m'habite* ». Une évolution de l'être que Les Chamans abordent par leur attention particulière aux rêves.

Réveiller le rêve, voici une belle proposition de développement personnel !

.

Mon approche philosophique de
Se libérer du passé

« Qu'aujourd'hui étreigne le passé dans le souvenir
et le futur dans le désir. »
Citation de Khalil Gibran ; Le Prophète

Nous allons passer à l'axe suivant qui touche nos mémoires, nos vécus et expériences. C'est sur ce point précis que les psychiatres et psychologues s'insurgent et contestent souvent violemment les techniques de développement personnel. Les psychothérapeutes devant suivre une formation spécifique pour avoir le droit de porter ce titre, le domaine du passé leur est réservé.

Nous sommes en présence d'un paradoxe majeur :

- un thérapeute ne peut se substituer à un médecin quant aux traitements de certaines pathologies physiques, il en est de même pour celles psychiatriques.

- Un thérapeute doit tenir compte de l'historique de son patient. Il est impossible de les dissocier. Le passé est abordé, quelle que soit la technique utilisée.

Une psychothérapie consiste à vouloir affronter ses difficultés personnelles. Cela demande de s'engager dans un processus qui peut être long et difficile.

En voici les principales orientations théoriques :

- **La psychodynamique analytique** est un travail sur l'inconscient, les expériences et conflits refoulés. Elle s'inspire de la psychanalyse.

- **L'approche existentielle humaniste** est axée sur les capacités de l'être humain à diriger son existence. Les potentiels et le moment présent y occupent une place importante. Le sujet est amené à prendre conscience de ses problèmes et d'ensuite modifier son mode d'être et de faire.

- **L'approche Behaviorale** cognitive repose sur le postulat que les difficultés sont liées à des pensées et des comportements inadéquats qui se sont mis en place dans la vie quotidienne du consultant. Il y a donc une analyse du milieu de vie et une proposition de se reconditionner à de nouveaux comportements.

- **L'approche transpersonnelle**, très récente, travaille sur l'ego et l'émergence de la spiritualité.

- **L'approche systémique** cible son action sur l'interaction de l'individu avec son entourage. La thérapie familiale y est courante.

A la lecture de ce qui précède, il est évident que le Développement personnel et les thérapeutes s'inspirent de ces différentes techniques. Dès lors quels peuvent être les avantages de consulter un professionnel non homologué ?

Une personne toujours exténuée, avec des douleurs récurrentes dans le dos, la nuque ne prend pas rendez-vous chez un psychologue !

Un ostéopathe ou un massothérapeute peut attirer l'attention du patient sur son état de stress ou sa fragilité émotionnelle. Le consultant peut profiter de ce moment pour s'exprimer sans avoir le sentiment d'être « psychanalysé ». Cette relation humaniste favorise les échanges et la communication. Il permet la prise de conscience et l'expérimentation du poids du passé. Il en est de même avec le Tarot et la Numérologie. Les questions des consultants, leurs réactions peuvent amener le praticien à leur suggérer de se faire aider.

Le stéréotype du psychiatre muet, assis derrière son patient, génère de la crainte et de l'appréhension. *La triangulation par le toucher peut résorber ce malaise.* La verbalisation du lien entre les états émotionnels et le corps représente pour certains une réelle libération. Ils l'expriment souvent par : « *Je comprends mieux pourquoi je souffre* ».

Si le malaise est récurrent et que la personne n'arrive pas à le formuler, cela signifie qu'une souffrance doit être mise en lumière par d'autres approches. L'Analyse et Réinformation Cellulaire, le Tarot, la Numérologie sont des outils qui peuvent soutenir la démarche des patients en demande d'informations sur eux-mêmes. Selon les cas, la verbalisation et le rééquilibrage énergétique sont suffisants ; dans d'autres, la responsabilité du thérapeute est :

- de les orienter vers des approches adaptées à leurs vécus et traumatismes

- de n'agir que dans sa sphère de compétences

Les thérapies alternatives ont un rôle préventif qui s'avère être un atout majeur de ce type d'approche. *Vouloir affronter ses problèmes* suppose d'en avoir conscience. Celle-ci se manifeste souvent lorsque le sujet se confronte à la maladie. Les méthodes de détection anticipent les symptômes pathologiques ; pour se faire, les praticiens doivent d'être à même de comprendre les mécanismes de leurs patients. Même si la consultation porte sur un développement spirituel, le patient est en droit d'attendre du thérapeute une connaissance du corps, du fonctionnement des structures mentales et émotionnelles. Toute polarisation excessive sur un de ces plans peut être suspecte. Elle peut masquer une ignorance ou signifier un aspect sectaire et réducteur de la part du praticien.

La Mise en Lumière de nos passés

Définissons d'abord ce qui est considéré comme « passé » :

Le passé récent : une relation, une expérience vécue dont la personne se souvient et peut en mesurer les impacts et en parler.

Le passé lié à l'enfance, l'adolescence : la personne peut en parler, mais interviennent ici les notions de souvenirs sélectifs, d'interprétations moins factuelles que dans le passé récent.

Le passé en tant qu'héritage (générationnel et collectif): la personne le porte de manière inconsciente.

Comment, sans être « psy », peut-on soutenir des personnes dans cette démarche de conscientisation de leur vécu ?

Les impacts d'un passé récent : par la parole, les soins corporels, la recherche des causes et de stratégies.

Les impacts de l'enfance et de l'adolescence : par un travail sur le détachement et la distanciation.

Les impacts générationnels et collectifs : par une analyse profonde des motivations et le renforcement du « soi » et du « non soi ».

En réaction à nos expériences, nous mettons en place des mécanismes de défenses, qui nous permettent de vivre ou de survivre. Une tension peut être une façon de résister à ce qui pourrait nous tuer ; libérer cette tension sans être certain que le danger de « mourir » soit éloigné revient à replonger l'être dans ses enfers.
Recevoir des personnes abusées ou extrêmement démunies demande une anamnèse précise et une évaluation de l'environnement des consultants. Imaginons un enfant se montrant hyper tendu en réaction à des violences parentales : ceci représente une réponse instinctive pour juguler la souffrance.

Aborder une pathologie sans tenir compte de ce qui l'a générée revient à démanteler les protections. Les conséquences en sont une réactualisation de la situation initiale. Ce n'est donc pas anodin !

Scott Peck[30] dans son ouvrage « le Chemin le moins fréquenté » nous raconte sa rencontre avec des personnes toxiques, incapables d'être parents, mari ou épouse. Il témoigne de son impuissance en certaines situations. Il donne comme directive l'éloignement, seule alternative à la violence et la

[30] Scott Peck est un psychiatre américain, né 1936 et mort en 2005.

maltraitance. Il y a donc parfois pour le thérapeute une rencontre avec un passé qui ne peut se solutionner dans le présent de la personne. Une femme excisée va souffrir dans son corps, dans sa féminité mais de quoi souffrirait-elle si elle refusait cet acte ? Probablement d'exclusion et de rejet.

Notre société repose sur des valeurs qui protègent la famille, l'école et l'Eglise. Remettre en question un élément de ces institutions s'accompagne d'une levée de boucliers et d'un protectionnisme violent. C'est pourtant bien dans les familles et à l'école que les enfants subissent le plus d'abus. Le travail des thérapeutes est essentiel. Nous sommes trop souvent consultés pour des problèmes, qui sont les effets collatéraux d'une maltraitance occultée ou non exprimée. Pour des problèmes scolaires dont on pense qu'ils viennent du stress, d'adolescents soi-disant révoltés et d'enfants solitaires à qui le médecin prescrit de la relaxation. Par notre position en amont et par nos techniques, nous détectons des causes graves et dramatiques à la souffrance. Cela nous demande d'être en réseaux avec des organismes spécialisés et de contacter, *de notre propre chef*, des parents ou professeurs afin de les alerter.

Des vidéos sur Youtube proposent des exercices qui conduisent, par la visualisation ou la respiration, à la confrontation aux « démons » et « dragons » intérieurs. Cela peut fonctionner pour beaucoup mais être extrêmement préjudiciable pour d'autres. S'attaquer à distance aux systèmes de défenses et confronter les personnes à « leur fragilité » sont dangereux. Cela nécessite des formations spécifiques, il ne s'agit pas de jouer aux apprentis « sorciers ». Il en va de l'équilibre de nos patients.

Le passé sous l'angle du thérapeute

Les thérapeutes ont un passé, des représentations, des souffrances.

Etre thérapeute, ce n'est pas juste avoir un diplôme, c'est un Art de Vivre et d'Etre qui permet d'éviter les projections et les jugements.
Ces points sont clairement étudiés lors de formations en psychologie et psychanalyse. Par contre, dans les formations en Développement personnel,

Tarologie et Numérologie, ils sont peu abordés. Tout psychiatre ou psychologue suit une « thérapie » qui lui enseigne l'auto-analyse. Sans ce préalable, des dérapages se produisent immanquablement. Tout au début de ma pratique deux « aventures » m'ont profondément marquées et ont mis le doigt sur mes propres préjugés.

Ma patiente est arrivée, toute de noir vêtue, la petite cinquantaine et parlant avec un accent portugais très marqué. Elle me dit être femme de ménage et vient pour des douleurs qu'elle associe à son travail éreintant.

Elle s'allonge sur la table avec son téléphone portable à côté d'elle ; je lui demande de l'éteindre mais elle refuse et le met dans son sac.

A la consultation suivante, même scénario. A la 3ème consultation, je sens que cet appareil représente quelque chose de particulier et lui pose donc la question. Elle me dit avoir un amant et désirer qu'il puisse la joindre à tout moment, car rentrée chez elle, elle le cache afin que son mari ne se doute de rien.

J'ai réalisé à ce moment-là que j'étais à des années-lumière de pouvoir imaginer une *« femme de ménage portugaise »* avoir un amant ! Un cas d'école en termes de « projection » réductrice. Fort heureusement, j'en ai pris conscience rapidement. Notre relation thérapeutique a ensuite grandement évolué, car je ne limitais plus le cadre dans lequel moi-même je l'avais enfermée.

*****

La seconde personne à qui je dois beaucoup est arrivée dans mon cabinet accompagnée d'une odeur assez forte ! Elle me dit être paysanne et être passionnée par son travail qui consiste à élever des poules (et les poules ça pue !).
Elle venait pour un pied mal en point et les premières consultations lui furent consacrées. Puis nous en sommes arrivées à parler de sa

mère décédée et de la colère qu'elle avait ressentie envers son père, qu'elle tenait pour responsable du chagrin qui avait tué sa mère.

Le jour de l'enterrement, elle était auprès de sa mère lorsque son père est entré pour déposer une rose à la tête du cercueil. Elle me dit avoir eu envie de la jeter, sans oser le faire. Le lendemain, toutes les fleurs qu'elle-même avait déposées étaient fanées, sauf celle de son père.

« C'est là que j'ai compris que maman lui avait pardonné ; alors ma colère n'avait plus aucun sens ».

C'était comme si un ange était passé sur nous ; il y avait tant de sagesse, tant d'humilité dans ses propos que j'en suis restée abasourdie et profondément touchée. Comment aurais-je pu imaginer que « cette brave paysanne », toute occupée à ses poulets, pouvait me donner une telle leçon ?

Dans un autre registre, une expérience m'a ouvert les yeux sur mes représentations mentales. J'ai collaboré avec un psychiatre burkinabé, enseignant à l'Université de Ouagadougou. Il m'a été d'un grand secours dans mes réflexions sur l'individualisme.
Lors d'une consultation, j'ai été amenée à traiter une jeune fille ayant vécu (subi) une relation incestueuse avec son père.
Très touchée par ce témoignage, je m'en suis ouverte auprès de ce professeur. Je voyais en cet acte, le summum de l'abomination et imaginait déjà toutes sortes de stratégies afin de la protéger de son père.

La première question du psychiatre fût : souffre-t-elle des rapports qu'elle a eus avec son père ?

J'ai dû admettre que lors de notre entretien, la jeune fille ne m'avait paru ni particulièrement déprimée, ni en souffrance ; nous en étions venues à parler de sexualité et c'est dans ce contexte, qu'elle m'avait dit avoir eu ses premiers rapports avec son père. Le professeur a soutenu l'équation suivante :

pas de souffrance = pas de problème

Son argumentation reposait sur le fait que, dans certaines cultures, l'inceste est parfaitement normalisé. Nous avons longuement bataillé ; ma représentation de l'inceste avait la peau dure !

La leçon que j'en ai tirée et qui sous-tend mon travail est la suivante : *quel que soit le vécu d'une personne, ce qui doit être considéré par le thérapeute n'est pas l'acte, mais le ressenti du patient.* Il ne faut pas induire et projeter nos propres conceptions sur l'expérience de la personne et ce n'est pas si simple ! Notre écoute, nos réactions de thérapeute peuvent influer et pervertir le réel ressenti de la personne.

Je ferais ici état de deux exemples de projection dont j'ai été victime :

> A 22 ans j'étais anorexique, en rupture familiale, déboussolée et sujette à des pulsions autodestructrices. J'ai consulté un magnétiseur qui, à la fin du soin, m'a dit de rester allongée pendant quelques minutes.
>
> Il a mis ce temps à profit pour ouvrir grand les fenêtres et se laver les mains à plusieurs reprises. Tout ceci devant moi, alors que j'étais censée me relaxer.
>
> Je suis ressortie de cette consultation en ayant la profonde sensation d'être sale et polluée. J'ai mis plusieurs semaines à évacuer cette atroce sensation, imprimée en moi par la maladresse de ce thérapeute.
>
> *****
>
> Dans un salon « du bien-être », je me suis arrêtée à un stand de géobiologie. La personne présente m'a dit qu'elle ressentait ma maison et surtout ma chambre avec un « puit cosmo-tellurique néfaste ». Il m'a affirmé que ce gouffre énergétique ne venait pas de la maison mais de moi.

Il s'est mis à parler de maladie, me voyant dans ma chambre, avec « des maux qui sont des mots ». J'ai abrégé l'entretien et jeté sa carte dans la première poubelle !

Cet homme projette sur autrui SA vision apocalyptique de la vie. Si une personne devait être quelque peu fragile, l'anxiété générée la convaincrait de délier les cordons de sa bourse ou de se mettre une corde au cou.

Je ne saurais citer tous les cas de personnes m'ayant rapporté les propos de thérapeutes, voyants, astrologues, qui les ont complètement déboussolés par des affirmations ou prédictions anxiogènes. Ces assertions, pour être positives, doivent être comprises et assimilées. Elles doivent avoir un sens pour le consultant et *non pour celui qui les formule.*

Dernièrement lors d'un séminaire de Tarot, nous avions pris comme exercice un tirage fait par un des élèves. Personnage truculent, extraverti ayant comme défi de « s'intérioriser et privilégier sa spiritualité ». Une des participantes à l'évocation de son défi s'est écriée en riant : « je suis certaine qu'il n'y arrivera jamais » !

Toute démarche en lien avec l'être humain est un exercice exigeant qui demande du professionnalisme. Il s'agit de rester humble en n'affublant pas nos outils du vocable de « solution miracle » !

La psychanalyse n'aborde que peu le corps et la spiritualité. Encore moins l'énergétique. Nous aurions pourtant tout intérêt à collaborer afin d'optimiser le bien-être de nos patients. Ceux qui pratiquent les deux approches témoignent de leur complémentarité et confirment qu'elles sont synergiques.
Le traitement des barrages et perturbations énergétiques facilite et dynamise les thérapies psychologiques. Retrouver un équilibre signifie que les fonctions organiques, psychologiques et spirituelles jouent leur rôle. Les émonctoires se libèrent, les mouvements et les échanges se régulent et nos patients vont bien mieux !

Mon approche thérapeutique
du corps et de ses mémoires

Nous savons que les expressions communes expriment une réalité que nous vivons tous un jour ou l'autre :

J'ai la boule au ventre
Je me prends la tête
J'ai les foies
J'ai le cœur brisé
J'en ai plein le dos

Il est impératif de laisser parler le corps, d'écouter l'histoire qu'il a à raconter. Le mental peut relativiser certaines situations mais la souffrance peut rester prisonnière de nos cellules et en perturber le fonctionnement.

Les cellules ont un cœur qui abrite l'ADN ; ce cœur est entouré par une paroi cellulaire : les flagelles[31]. Par contact entre eux, ils permettent aux cellules d'échanger des informations. Une souffrance intense, un traumatisme provoquent une réaction de ces flagelles qui se replient autour de la membrane afin de protéger le cœur de la cellule. De ce fait, la communication s'arrête provisoirement. Dès que le « danger » est passé, les flagelles se déploient et reprennent leur fonction.

La mémoire traumatique maintient l'état de stress cellulaire.

C'est un cercle vicieux, le repli cloisonne la mémoire et la mémoire replie les flagelles. La Réinformation cellulaire a donc une importance primordiale, celle de convaincre nos flagelles que « tout va bien » et qu'ils peuvent se détendre. Ils ne le feront que si l'environnement dans lequel ils baignent ne contient plus l'information génératrice de stress.

[31] Le flagelle est une structure assurant la mobilité d'une cellule.

La parole est un moyen très efficace pour libérer la mémoire mais parfois elle ne suffit pas. Avez-vous déjà formulé « *je n'aime pas cette personne, elle me rappelle …* » ou vous êtes-vous senti inconfortable dans un lieu, sans savoir pourquoi ?
Vous avez peut-être tiré un trait sur vos expériences mais votre corps, lui, s'en souvient. Il vous donne des signaux d'alerte que l'on appelle « *phénomènes de résonnance* ». La personne n'est pas la même, pourtant quelque chose en elle fait que vos cicatrices se réactivent ainsi que tous les mécanismes qui y sont associés. Est-ce un parfum, un geste, un mot, une intonation ? Peu importe, tout votre corps réagit et vous pousse à vous lever et à partir.

> Pour illustrer ce phénomène, Michel Larroche a partagé dans ses cours une de ses expériences : il soignait une jeune femme très handicapée par une allergie à l'odeur de peinture. Les traitements ont mis en évidence une occultation de type sexuel vers l'âge de 6-8 ans.
> Une thérapie a mis en évidence que cette patiente avait été agressée par un homme portant une salopette de peintre.

Il devient dès lors pertinent d'entamer un travail sur les mémoires corporelles qui conditionnent certaines de nos réactions à tous les niveaux : physique, émotionnel, mental ou spirituel.

La mise en lumière par les techniques corporelles :

Quelle différence entre un masseur et un massothérapeute ? Parmi les propositions de massages, vous avez le choix entre un massage californien, ayurvédique, thaï, les offres sont multiples. Ces techniques ont comme vocation de vous procurer du bien-être : moment privilégié de reconnexion à vous-même, de repos et d'intimité.
Le massage thérapeutique ne vise pas votre bien-être immédiat. L'intention du thérapeute va être de déceler les blocages, de les identifier, de vous les rendre évidents et ensuite d'y travailler selon ses méthodes.

Mon approche se fait par : *les Massages ayurvédiques et points « Marmas », le Shiatsu, la Libération du péricarde.*[32]

Mon intention thérapeutique est d'être à l'écoute des « *paroles du corps* ».

A partir d'un indice comme un mal de dos, je remonte la piste qui peut mener à n'importe quelles zones corporelles.
Le corps fonctionne par décharge, il délègue ses excès sur l'organe ou la fonction la plus proche : souffrir de l'estomac peut venir du foie ou du pancréas ; un blocage des lombaires peut être lié à un problème viscéral. Ne travailler que sur la douleur dont se plaint le patient assure de le voir revenir très vite en consultation.

Je recherche la source, car c'est en elle que la mémoire est figée derrière des barreaux (les flagelles) dont elle est victime et bourreau. Le travail se poursuit par une synergie entre la parole et le geste. Mes mains vont stimuler le mouvement respiratoire primaire (MRP) et, simultanément, je vais nommer le contexte émotionnel.

Mes mains entrouvrent la porte de la prison. Mes paroles nomment le prisonnier, mais ce sont celles du patient qui le libère. Il s'agit maintenant d'accueillir cette mémoire et de la traiter comme il se doit.

Cette libération n'est pas obligatoirement analytique. La mise en mots peut être très physique : *je ne me rendais pas compte à quel point j'étais bloqué ou, tiens, je ne savais pas que j'avais si mal* ! Certains patients peuvent être bouleversés par les émotions qu'ils gardaient en eux. Leur expression permet à l'énergie de circuler. La problématique est dynamisée et peut donc entamer son processus d'évacuation. Au niveau physique, il est préjudiciable pour notre santé de ne pas évacuer les toxines du corps par la sueur, les selles et l'urine. Ce qui explique pourquoi un médecin vous posera toujours des questions sur votre transit et vos mictions.

---

[32] Voir le détail de ces techniques dans la Boîte à Outils, p.172

Un massage thérapeutique agit sur ces émonctoires par stimulation des organes, des méridiens, des points « marmas ». Nous avons également des « portes de sorties » émotionnelles, plus subtiles et éthérées mais qui sont aussi touchées par l'action thérapeutique. Les pleurs et la parole s'intègrent dans ces processus : évacuer les émotions polluantes, assainir l'environnement intérieur, restaurent le capital d'auto-guérison du patient.

La mise en lumière est une sorte de « service d'entretien » ! Elle évite les accumulations nuisibles, elle restaure les fonctions alourdies par les excès et ralenties par certaines carences. Lors des séances, il est possible de découvrir des reliquats sur lesquels un travail en profondeur s'avère nécessaire. Des passerelles avec d'autres thérapies peuvent alors être conseillées.

Le corps en tant que médiateur

Médiateur car il permet de transcender les cultures, les provenances et replace le thérapeute et le patient dans une relation de corps à corps, de cœur à cœur, soit un humain face à un autre humain.

Nous sommes tous différents de par nos cultures, nos apprentissages, notre niveau socio-culturel ou socio-économique. Par contre, nous sommes tous égaux devant la mort et la souffrance !
Beaucoup d'hommes ont des réticences à aborder un travail sur leurs émotions, peinent à entamer un dialogue bilatéral avec un thérapeute pour parler de leurs problèmes ou souffrances. Le corps devient ici une porte d'entrée royale. Par le ressenti corporel, un dialogue tout en triangulation peut s'initier naturellement.

> Je me rappelle d'un Touareg, paralysé, à qui j'ai rendu visite. En arrivant dans la seule pièce de la maison, j'ai constaté que toute la famille était présente, des grands-parents jusqu'aux petits enfants. D'abord surprise puis curieuse, j'ai intégré tout ce petit monde à l'entretien. Le patient s'est exprimé sur sa pathologie et ses mots sont restés gravés en moi :

La Maladie a mis du temps à arriver et je vais mettre du temps à te la raconter !

Il m'a conté comment, des années auparavant, lorsqu'il travaillait dans un champ avec de l'eau jusqu'aux genoux, les premières douleurs étaient apparues, puis comment, au fil des saisons, sa santé s'est dégradée. Je suis arrivée pour aider un homme paralysé et je suis repartie en sachant qui il était, comment il vivait. J'avais une vue d'ensemble de sa vie, de ses habitudes, de ses attentes et souffrances.
Cette expérience formatrice m'a ouvert les yeux sur l'importance du Temps. Chaque individu a un rythme personnel. En l'écoutant et en suivant les méandres des symptômes, le sujet donne de lui-même les indications sur ce qui peut le soulager.

J'ai pris conscience que mes outils occidentaux de « soins énergétiques » étaient incompatibles à cette situation. J'ai donc révisé radicalement ma manière d'aborder la thérapie ! L'approche par le corps m'est apparue comme une évidence. Elle représente la voie du milieu, celle qui transcende les appartenances et les différences.

Continuons notre périple thérapeutique du corps et de ses mémoires avec l'Analyse et Réinformation Cellulaire.[33]

La mise en lumière par l'Analyse et Réinformation Cellulaire (ARC) :

L'ARC, créée par le Dr. Michel Larroche, fait un bilan précis et chirurgical des causes de dérèglements énergétiques et des mécanismes de défense qui en découlent. Grâce à cette technique, j'ai entamé une recherche en profondeur sur les mémoires. Travailler dans des milieux socio-culturels et socio-économiques très différents m'a permis de découvrir la richesse et l'éclectisme des contenus mémoriels de mes patients.

---

[33] Pour plus de détails sur cette technique, vous reporter à la Boîte à Outils, p. 170

Les nationalités, les sociétés créent des « matrices » énergétiques qui influencent les représentations et les structures relationnelles inconscientes. La pertinence d'en avoir une lecture devient dès lors évidente : *retrouver son libre-arbitre.*

Cette technique interprète la mémoire de nos cellules. Le protocole d'une séance met en évidence une architecture intérieure : comment me suis-je construit au regard de mon passé ?
D'un faisceau de déséquilibres énergétiques, apparents en début de séance, l'ARC met en évidence un point source. Cette source *est un passé « mis en lumière » dans le présent* ; soit une information précise sur ce que le patient doit corriger dans l'ici et maintenant.

Les systèmes de défenses, les déséquilibres énergétiques deviennent lisibles et détaillés oralement par le thérapeute.

Le travail curatif se fait par douze diapasons ; chacun correspondant à une fréquence hertzienne. Celle-ci, par effet de résonnance, va rééquilibrer les énergies du patient, ceci sur tous les plans de l'être.

Une pathologie induit un dérèglement du niveau vibratoire de la fonction concernée : à partir d'une modélisation des fréquences « saines », le praticien va détecter celles qui ne sont pas alignées et y remédier par le traitement avec les diapasons.

Le son n'est pas intrusif comme peuvent l'être certaines autres approches thérapeutiques. Les barrages énergétiques se lèvent de manière naturelle, l'évolution se fait dans le respect de la personne. Toutefois, des ressentis douloureux, des réminiscences de traumatismes tant physiques que psychiques peuvent être ressentis, comme dans toute thérapie sur les mémoires.

> Une jeune femme déprimée par le sentiment de passer à côté de sa vie m'a consulté. Sa mémoire cellulaire contenait en problématique source, un vécu « in-utéro ». Dès le début du soin, elle m'a réclamé des couvertures car elle « mourait » de froid. Je

l'ai couverte, toutefois son corps était littéralement gelé, elle se tétanisait sur la table.

Inquiète de la tournure que prenait la consultation, je l'ai questionnée sur sa naissance, étant donné que l'ARC me donnait cette piste. Elle me confia qu'à sa naissance elle fût diagnostiquée « mort-née ». Les médecins la réanimèrent de justesse.

Le traumatisme physique de cette mort-renaissance la pénalisait encore et conditionnait sa manière d'appréhender l'existence. Comprendre l'origine de son mal-être l'a convaincue d'entamer une psychothérapie soutenue par des soins énergétiques.

Michel Larroche a créé une technique formidable qui se veut une plate-forme vers d'autres approches. Dans les pays en voie de développement, les infrastructures sont minimes et surtout axées sur les pathologies physiques : pas de psychiatre, pas de psychologue. De ce fait, un médecin-chef d'un hôpital français me sollicitait afin d'avoir des informations sur l'état psychologique de certains patients : *« assez stables pour un traitement in situ » ou « trop instables, il faut rapatrier ! »*
Des parents, conscients que leurs enfants avaient un problème, me questionnaient sur la nature des troubles, ceci dans la même optique : *peut-on rester en expatriation ou devons-nous rentrer ?*

Bien entendu, cette technique ne se limite pas à cette fonction : des troubles chroniques disparaissent ; des personnes en perte de vitalité, de moral, retrouvent un confort de vie. C'est un outil curatif performant et précis. Il permet au patient qui le désire d'avoir des informations pointues et fiables sur les mécanismes de défense qui parasitent son épanouissement.
Je parlais plus haut du côté non intrusif de la méthode. Je dois néanmoins signaler que certaines personnes peuvent vivre une séance comme une ingérence, non pas physique, mais psychologique. Le bilan ARC dévoile l'intimité du consultant, ce qui peut être mal vécu et doit être précisé avant la consultation.

Les personnes ayant recours à l'ARC prennent conscience du lien entre l'information et le corps et vice-versa : *la psycho-somatisation et le somato-psycho*. Avoir un trauma du rachis peut avoir des répercussions sur notre structuration mentale. Nos pensées, croyances et schémas ont une influence sur nos fonctions organiques. Afin d'illustrer mon propos, voici un cas que j'ai rencontré tout au début de ma pratique, il y a plus de 20 ans.

Une jeune mère m'a amené sa fille de 8 ans pour des problèmes de constipation chronique. Elle avait tout essayé, médecine, homéopathie, magnétiseur, sans aucune amélioration.

Le « bilan ARC » a révélé chez l'enfant une mémoire de trauma en lien avec la sexualité. Chose étrange, celui-ci se serait produit en dernier stade de la grossesse ou à l'accouchement : lorsque sa mère devait « expulser » son bébé.

Après le soin, j'ai pris la mère a part et lui ai demandé si pendant son enfance, elle n'avait pas eu de problèmes particuliers. Très remuée par ma question, et après quelques douloureuses hésitations, elle m'a avoué avoir subi pendant plusieurs années des traumatismes et n'en avoir jamais parlé.

Le lendemain, cette femme m'a rappelé pour me dire qu'après la consultation, sur le chemin du retour, elle avait dû s'arrêter deux fois pour permettre à sa fille de se soulager.

La rétention de l'information de la mère avait généré chez l'enfant « une rétention » chronique physiologique : la mère, en expulsant cette mémoire, a autorisé sa fille à faire de même.

*****

Dans le cas suivant, il est question de la mémoire des peuples ou communautés. En 1996, j'ai eu en soins une famille d'origine juive. L'ARC a mis en évidence certains schémas récurrents chez chaque individu de cette famille : une sorte « d'identité » juive.

Quelques années plus tard, pratiquant au Burkina Faso, j'ai été amenée à traiter des Touaregs.

Les Touaregs d'Afrique de l'Ouest mènent un combat depuis longtemps afin de défendre leur identité. Ils se ressentent comme une minorité « brimée », leurs us et coutumes ne pouvant s'assimiler aux autres ethnies africaines.

J'ai constaté de fortes similitudes, entre ce qui me paraissait être « l'identité Touareg » et celle de cette famille juive. J'ai donc repris mes anciennes fiches de soins : certains paramètres étaient effectivement identiques.
Les configurations psychologiques présentaient des tendances à la victimisation ; une tendance à cultiver la différence et le désir de se démarquer.
Perplexe, je m'en suis ouverte auprès d'un professeur à l'Université de Ouagadougou. Il me fit l'historique de l'origine des Touaregs est confirma le diagnostic posé par l'ARC : *les premiers Touaregs étaient des Juifs !*

Toute à l'euphorie de mes nouvelles découvertes, j'ai abordé le sujet de nos mémoires lors d'un dîner quelque peu formel. Un des invités m'a questionné sur les impacts mémoriels, lors de greffes d'organes d'animaux. Je lui dis qu'en cours nous en rigolions souvent, nous imaginant traiter des mémoires de « cochons » !
Ce monsieur, en tapant sur la cuisse de sa femme, m'a rétorqué : *tout le monde n'a pas besoin d'une « greffe » pour avoir un caractère de cochon.*
Je pense que cette dame ne doit pas me porter dans son cœur et j'ai dès lors compris qu'un tel sujet n'est pas à aborder en toute situation !

Après plus de 20 ans de pratique de l'ARC, je peux témoigner de l'importance de nos pensées, de nos héritages, des tabous transmis de génération en génération. « Se développer personnellement » implique d'aborder ces sujets. Dans le cas contraire, ce sont ces mémoires qui dirigent notre vie.

On peut vivre sans se poser ces questions, se développer, avoir le sentiment d'être heureux, mais la part de libre-arbitre dans ce type d'existence est minime. La personne ne participe pas à l'édifice global en y apportant son Unicité, Sa Pierre. Il est une duplication du passé, une vie profane qui a manqué le voyage vers le Sacré. C'est un choix des patients auquel tout thérapeute se voit confronté un jour ou l'autre et qu'il se doit de respecter.

Lors d'une consultation, une femme d'une quarantaine d'années se plaignait de son mari : *« Il fait une dépression, il n'a pas le droit* ! ». *Il a un bon métier, nous avons de beaux enfants, une belle maison, des voisins charmants.*

Pour cette patiente, sa vie était parfaite, rien ne devait venir perturber son idéal familial. Sa préoccupation n'était pas tant les individus constituant sa famille mais bien l'image que les autres pouvaient en avoir ainsi que son confort personnel.

« *Il ne peut pas me faire ça* ! ». Je me suis permis de lui suggérer que son mari était en souffrance et qu'il ne s'agissait pas d'avoir le droit ou pas lors d'une dépression.
« *Il n'a aucune raison de faire une dépression* ! ». Un peu par provocation, je lui assénais : «Souffre-t-il d'avoir une « carte-postale » punaisée sur le front ? » Vous le remercierez peut-être un jour, d'avoir osé remettre du mouvement dans votre « polaroïd » de vie parfaite. Cette dame s'est redressée, furieuse, et a quitté mon cabinet sans un mot. Quelques mois plus tard, elle est revenue m'informer qu'elle avait divorcé.

Pour terminer ce chapitre, je voudrais aborder un autre type de mémoires collectives. Il est très courant d'entendre dire « *ça toujours existé et ça existera toujours ».* Les guerres, les viols et les disparités sociales apparaissent comme faisant partie intégrante de notre Histoire. Dès lors, l'évolution et le développement des sociétés se mesurent par des indices occultant ce type de violences.

Les statistiques donnent pourtant des chiffres qui devraient nous alarmer : 329'708 viols sont déclarés par année dans le monde dont 95'136 aux Etats-Unis.

Les progrès sociaux et scientifiques sont mis en avant ; parallèlement, la masse des victimes se justifie par un « ça toujours existé ». Dédouanés individuellement et collectivement, nous continuons notre chemin, la conscience tranquille !

De quelles mémoires et par quels conditionnements générationnels ce mode de pensée est-il déterminé ? Quels sont les tabous qui protègent l'inhumanité ? Est-il décent de dire d'une société qu'elle est développée, tant qu'en son sein gît une multitude d'Oubliés ?

Travailler sur ses propres mémoires, c'est ouvrir la porte à un futur qui ne serait pas la répétition du passé. Si nous voulons un monde meilleur, nous devons nous en donner les moyens. L'OMS lance une alerte car, selon leurs études, *nos enfants sont en moins bonne santé que nous !* C'est la première fois dans l'histoire de l'humanité qu'une génération (la nôtre) offre à sa descendance une involution : l'air pollué, la nourriture carencée, un monde en danger.
Nous avons donc un *Devoir de Conscience*, celui de refuser l'inéluctable et d'œuvrer à un avenir viable. Tous les indices actuels augurent d'une 3ème guerre mondiale. Notre contexte ressemble à s'y méprendre à celui de 1914 et à celui de 1939. Nos peurs et réactions nourrissent les égrégores[34] du passé et du présent. Forts de cette énergie, ils poursuivent leurs œuvres destructrices et vampiriques.

Etre thérapeute des mémoires est un acte qui se veut résolument tourné vers aujourd'hui et demain. Ceci peut paraître paradoxal. Pourtant, sans volonté consciente et une connaissance des fantômes qui nous habitent, nous ne pourrons pas éviter de reproduire le passé.

---

[34] Un égrégore est, dans l'ésotérisme, un concept désignant un esprit de groupe, une entité psychique autonome ou une force produite et influencée par les désirs et émotions de plusieurs individus unis dans un but commun

Mon approche
philosophique et thérapeutique
Par Le Tarot

Ce « jeu » de cartes se décompose de la manière suivante :

22 lames majeures – 16 Honneurs – 10 Lames de Deniers, 10 Lames de Coupes, 10 Lames de Bâtons et 10 Lames d'Epées.

De multiples théories sur ses origines et sa vocation alimentent les sites, articles et livres. Certains y voient un outil ludique, uniquement réservé à la divination ; d'autres y décryptent un matériau spirituel dans lequel se dissimulent des enseignements de l'Egypte ancienne et de la Kabbale[35].

Selon le postulat ésotérique, l'étude des lames majeures révèle qu'elles s'articulent selon des principes précis. *Elles reflètent l'émergence et l'évolution du vivant.* Le Tarot symbolise non seulement la construction psychologique des individus mais aussi une image originelle existant dans notre inconscient. Selon C.G. Jung,[36] *l'archétype* n'est pas le fait de notre expérience personnelle ; il a une énergie probablement indépendante de l'esprit humain, une nature transcendante qui peut être utilisée par l'individu pour se transformer.

Les 22 Lames du Tarot de Marseille sont des figures archétypales.

Indépendamment de notre conscience, ces images originelles agissent dans nos vies. La confrontation entre ces énergies archétypales et notre réalité génère des dualités qui sont à l'origine de troubles émotionnels importants. Nous avons tous une idée précise de ce que représentent « une bonne mère », « un bon époux », « la justice ». Ces représentations conscientes sont conditionnées par notre éducation et la société.

[35] Pour plus de détails, se référer à Ma boîte à Outils, p. 192

[36] C.-G, Jung : Fondateur de la psychologie analytique

La mère : principe féminin affirmé et structurant
La maman : principe féminin, accueillant, fécondant

Nous attendons de notre mère-maman qu'elle nous structure et nous accueille. Si une partie ou la totalité de ces besoins ne sont pas comblés, nous souffrons et notre structuration intérieure va en pâtir. De manière plus perverse, ces exigences peuvent se juxtaposer à des *représentations exogènes* :

La mère : principe féminin, affirmé et structurant, *dans le cadre de la maison et de la famille.*
La maman : principe féminin, accueillant, fécondant, *doit prioritairement faire passer ses enfants avant elle et son mari.*

Lors d'une souffrance dans la relation à la mère, il s'agit d'identifier si c'est le principe qui est en jeu ou la représentation exogène : *« Ma mère travaillait beaucoup et n'était pas souvent à la maison ».* Cette mère, occupée par son travail, n'offrait-elle pas à son enfant l'attention dont il avait besoin ? Ou est-ce le fait qu'elle travaillait et ne faisait pas passer son enfant avant son épanouissement personnel qui a perturbé l'image maternelle de l'enfant ? A l'âge adulte, si la consultante est une femme, s'autorise-t-elle à travailler ? Si c'est un homme, peut-il cautionner l'envie de travailler de sa femme ?

En mettant en scène les Lames du Tarot, la personne matérialise ses représentations et l'impact de celles-ci sur son émotionnel. Cet exercice replace l'église au milieu du village : *Une mère peut travailler ET prendre soin de son enfant.*
Il est fréquent de rencontrer des femmes qui, au travail, voudraient être auprès de leur enfant et quand elles sont à la maison se culpabilisent de ne pas travailler ?
Bien des hommes cherchent une nouvelle façon d'être au monde et revendiquent une mutation du « genre » masculin. Les hommes et les femmes d'aujourd'hui s'autorisent à occuper la place qu'ils sentent être la leur : des pères au foyer, des mères qui travaillent. Mais le Tarot n'a pas que deux lames, vingt principes sont encore à investiguer

Tableau des 22 lames d'un point de vue psychologique

Le Bateleur : stade oral	Le plaisir narcissique
La Papesse : stade du miroir	Séparation de la mère
L'Impératrice : la distanciation	Dualité entre la Bonne Mère qui dit « oui » et la Mauvaise Mère qui dit « non »
L'Empereur	L'interdit, la loi du père
Le Pape	La sécurité affective, l'approbation du père
L'Amoureux : le complexe d'Oedipe	Passage du plaisir narcissique à celui de prendre du plaisir dans la réalité
Le Chariot : l'individualisation	Le Prince Charmant ou la quête de l'idéal masculin
La Justice : l'équilibre	Maîtrise de soi et des pulsions
L'Hermite : le sage	L'Individu sert le collectif, il est solidaire
La Roue de Fortune	Sortir de la reproduction de schémas, tenir compte de l'autre
La Force : le « Ca » freudien	Gestion du pouvoir et de la puissance
Le Pendu	Aller à la rencontre de son être intérieur
La XIII	Transformation par acceptation du processus vie-mort-vie
Tempérance	Communication harmonieuse avec soi-même et son environnement ; gestion de son énergie

Le Diable : Le Surmoi	Gestion de l'auto-censure
La Maison-Dieu	Surprotection qui peut s'effondrer afin de libérer l'énergie retenue
L'Etoile	Fonctionnement selon sa vérité intérieure
La Lune : l'Anima[37]	Etre en contact avec ses intuitions, ses inconscients et son capital créatif
Le Soleil : l'Animus [38]	Construire un environnement social et son bonheur
Le Jugement	Conscience ou culpabilité Compréhension ou jugement
Le Monde	L'équilibre entre l'intérieur et l'extérieur, la juste relation au monde
Le Mat	Obéir à sa propre loi intérieure

Vous pouvez créer votre propre Tarot en écrivant sur un papier le nom des lames. Mélangez-les et tirez en une en posant la question suivante :
« Qu'ai-je à travailler ici et maintenant ? » puis reportez-vous au tableau ci-dessus. Vous pourriez être surpris !

[37] Anima : représentation féminine au sein de l'imaginaire de l'homme
[38] Animus : la part masculine de la femme

Le Tarot thérapeutique

Il est intéressant d'utiliser le Tarot comme outil d'approfondissement des éléments soulevés lors des séances de soins. Les sujets tels que l'enfance, les parents, le vécu et les origines du patient peuvent être développés à partir des informations verbalisées par le thérapeute.

L'Analyse et Réinformation Cellulaire ne demande pas de participation active du patient, c'est le thérapeute qui est émissif. La personne peut rebondir et nourrir ainsi la consultation ou rester silencieuse et passive. Elle bénéficiera du traitement, même si une participation active lui serait plus bénéfique. L'utilisation du son est assez virtuelle, « tel un rituel magique » comme le disent certains consultants.

Le Tarot est un matériau tangible (les cartes), des images parlantes, génératrices d'une interaction avec les patients. Dire à une personne qu'elle souffre « d'hyper mentalisation » ou de « dépression » est une chose. Mélanger, couper et tirer des cartes qui mettent en jeu des images fortes impliquent le consultant. Des lames telles que la Maison-Dieu qui montre une tour foudroyée de laquelle tombe deux personnages ou la carte XIII représentée par un squelette, le Diable ou le Pendu suscitent une appréhension de la part du consultant. Alors que L'Etoile, Le Soleil, Le Monde sont des Lames rassurantes, selon l'imaginaire usuel.

Pour entrer dans l'univers du Tarot, il faut comprendre qu'il met en évidence le principe de « toute cause à un effet et tout effet à une cause ». Tous les tirages doivent être compris au regard de cette loi.

Schéma expliquant la Loi de Cause à Effet dans le Tarot

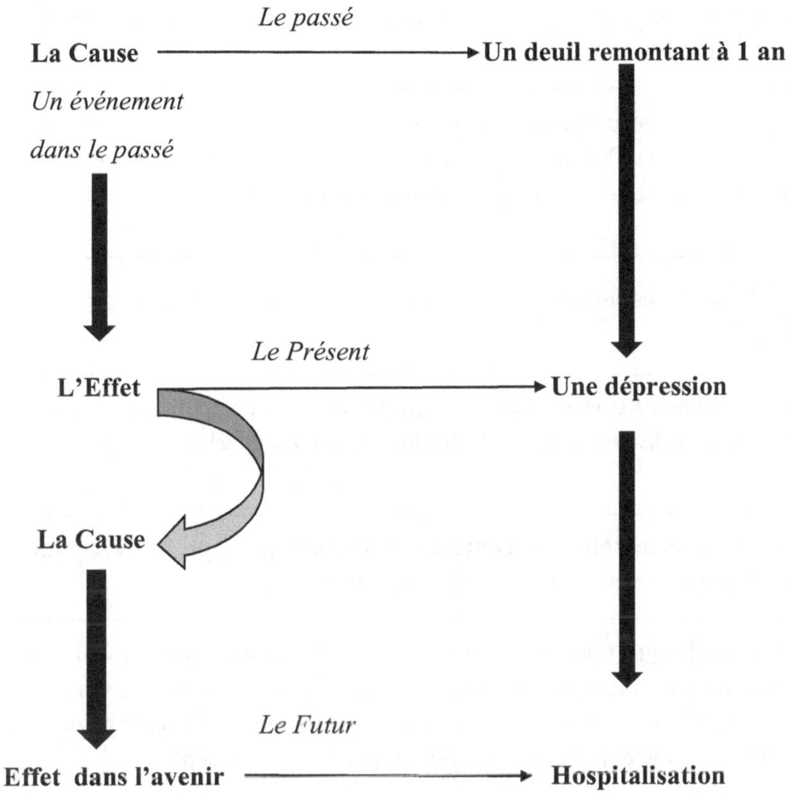

Le présent reflète les effets des expériences vécues. Il est toutefois le matériau sur lequel le consultant peut travailler afin de modifier son avenir. Neutraliser dans le présent, les effets négatifs du passé, modifie les effets du présent dans l'avenir.

Le Tarot psychologique permet les investigations suivantes :

Le tirage d'introduction est une « prise de contact », une vue d'ensemble et générale sur les 12 derniers mois, l'état d'esprit actuel et les 12 mois à venir.

Il permet de mesurer l'impact du passé sur notre présent soit la relation de cause à effet. Puis le présent se transmute en « cause » du futur, il est le levier par lequel le sujet peut modifier son avenir.

Le tirage de la personnalité analyse le « vouloir » et le « pouvoir » du consultant.

Bien se connaître permet d'aligner ses désirs à ses compétences. Le Tarot peut identifier des problèmes de survalorisation ou de dévalorisation.

Le tirage de la Pointe de Diamant est une analyse approfondie sur un an, d'une situation, d'une question ou d'un thème.

A partir de la question, les facteurs connus et inconnus sont dévoilés. La position du consultant est analysée ainsi que les impacts de celle-ci sur le futur de la situation. Des axes sont déterminés : l'agir – les changements à apporter – les facteurs manquants pour atteindre son objectif.

Le tirage des causes recherche les causes apparentes et cachées.

Il est courant d'attribuer nos problèmes à des sources exogènes. Ce tirage permet d'analyser la part de responsabilité du sujet quant à sa situation. De victime, il devient acteur. Inversement, le sujet peut découvrir qu'il ne peut pas maîtriser tous les paramètres de sa situation.

Le Tarot-Langage est une analyse fine et aboutie du sujet, de sa personnalité, de ses motivations profondes, de ses angoisses, de ses conditionnements positifs ou négatifs.

Une première consultation est nécessaire pour répondre aux questions du Tarot-Langage. Le praticien doit faire un travail conséquent sur les données recueillies avant de pouvoir les interpréter, une seconde consultation est nécessaire pour la restitution.

Le Tarot-coaching utilise différents tirages qui vont servir à cerner le sujet de la même manière qu'avec le Tarot-Langage mais de manière moins approfondie. *Les interprétations se font directement.*

Le consultant prend sa vie et ses décisions en main, *il joue*. Il peut abonder dans le sens du jeu ou se révolter et vouloir comprendre comment le changer. Le Tarot interpelle, stimule et favorise le dialogue et la réflexion. Sa vocation supérieure est de nous questionner sur nos ressentis et représentations. Il génère une confrontation positive aux archétypes. La prédiction ne représente qu'une infime facette de cet outil. Ses réponses nous renvoient le plus souvent à une réflexion sur nos actes et sur nos choix.

Les lames sont un condensé de mythologie, de symbolisme et de sagesse. Les tirages psychologiques s'inspirent des enseignements des philosophes qui conseillent de : *remettre en cause ce que l'on pense savoir de soi-même, et d'écouter ce que notre intuition nous suggère, mais que l'on préfère ignorer.*

Le « Je pense donc je suis » (Descartes) est une fermeture d'esprit car justifier son existence à travers sa propre pensée se caractérise par le refus de se remettre en question.
Une phrase telle que : « cette personne travaille trop lentement » sous-entend que l'étalonnage du rythme de travail s'effectue à partir de celui qui énonce cette sentence. Implicitement cela suggère que sa cadence est la bonne.

Par « Je sais que je ne sais rien » (Socrate), l'affirmation se transforme en question : « comment se fait-il que cette personne soit si lente ? »
La réponse enrichit le seul constat de lenteur et ouvre la porte à des informations pertinentes.
Pour développer mon propos, voici une question traitée selon la méthodologie du Tarot psychologique.

Ai-je ma place dans l'entreprise dans laquelle je travaille ?

Il est important d'identifier :

- pourquoi le sujet se pose-t-il cette question ?
- comment le consultant perçoit-il son entreprise ?
- que veut-il dire par « avoir sa place » ?

Les interprétations tiendront compte de ce qui a été exprimé au préalable ; ceci permet une interprétation fine et pertinente. La consultation peut se terminer par la recherche de stratégies et de solutions en lien avec les désirs de la personne.

Dans une question telle que « *dois-je m'engager plus avant dans cette relation* » ? La question renferme déjà le doute, et peut-être déjà la réponse. Le Tarot aide la personne à réaliser ce qu'elle sait déjà.

Imaginons un tirage sur la relation d'un employé (le consultant) avec son employeur. Le demandant se sent sous-estimé et voudrait être reconnu à sa juste valeur.

Dans le Tarot un arcane n'aura pas la même signification si elle se présente à l'endroit ou à l'envers. Il n'est pas question d'interprétation positive ou négative mais de polarité inverse. Par exemple, le Jugement à l'endroit renvoie à l'idée de passé, alors qu'inversée, elle indique une orientation vers l'avenir.

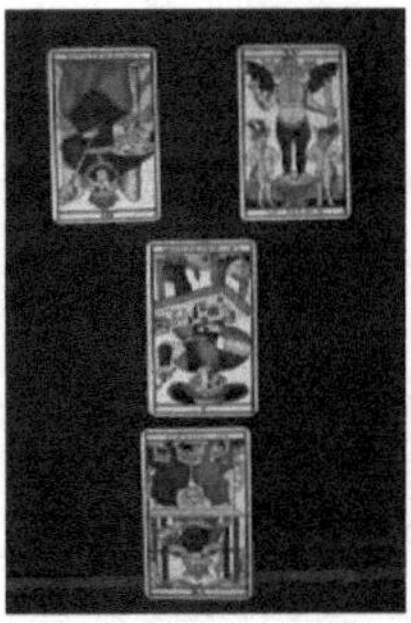

L'employé se perçoit dans cette relation en « Impératrice envers »
Il pense ne pas pouvoir s'affirmer et se ressent en position de soumission.
Pourquoi le consultant se sent-il privé de son pouvoir personnel ?

L'employeur est perçu en « Diable »
Il est donc ressenti par le consultant comme une personne de pouvoir, avec du charisme, ayant du plaisir dans ce qu'il fait ou perçu comme jouissant de certains privilèges.
Son employeur est–il ressenti de manière objective ?

La relation est vécue en Bateleur envers
L'interaction se manifeste pour cet employé par un manque de motivation et une perte de confiance en lui. Il aborde cette relation de manière négative.
Désire-t-il que sa relation avec son patron évolue positivement ?

L'évolution en Chariot envers
Passivité, démission, fatalisme, défaitisme. Soit un échec de cette relation
Veut-il rester dans cette entreprise ?

Un dialogue s'instaure entre le consultant et le psycho-tarologue : il s'agit de clarifier la situation. D'autres recherches peuvent être faites afin d'investiguer un ou plusieurs points.

Les tirages permettent d'identifier ce qui est de notre ressort et ce qui ne l'est pas : dans une relation, l'autre n'est pas sous notre contrôle ; dans une recherche de travail, la conjoncture n'est pas de notre fait ; nos désirs ne sont pas toujours alignés sur nos rythmes personnels et universels

Une réponse à une question sur l'échec ou la réussite, doit comporter *le comment* le consultant peut favoriser l'issue positive, et *le pourquoi* il pourrait échouer. La viabilité d'un projet peut être abordée par un tirage sur « ce que veut le consultant » en lien avec ce « qu'il peut ». En appliquant ce préalable, des choses intéressantes peuvent apparaître : *le sujet veut plus qu'il ne peut, ou inversement, il peut plus qu'il ne veut ! Bien entendu, les cartes peuvent révéler que le sujet peut réaliser ce qu'il veut !*

Le Langage du Tarot est clair, net et précis. Les interprétations peuvent l'être moins. Ceci relève du praticien et non du Tarot car il est parfois difficile d'être simple.

Voici un exemple d'un tirage sur l'évolution de la santé d'une personne de plus de 80 ans, atteinte dans sa mobilité, mais néanmoins encore autonome. Devant subir une intervention chirurgicale, elle était soucieuse de savoir si elle allait s'en remettre.

Trois Lames lui ont donné la réponse suivante :

Le Bateleur (envers) : **inactivité** – sentiment d'être vieux – perte de confiance dans l'avenir.

Le 10 de Deniers : changement radical de la situation du consultant. Si la situation est négative, il y aura amélioration. Si elle est positive, il y aura aggravation.

Le Chariot : qui signifie normalement la réussite.

On voit bien que la préoccupation s'articule bien autour de la mobilité que cette consultante voudrait garder. Le Bateleur et le 10 de Deniers lui répondent qu'il y a de fortes probabilités qu'elle la perde. Ce qui paraît se confirmer par le Chariot dont l'image représente une « chaise sur roues ». Il est difficile d'être plus simple et direct ! Il s'agit donc de préparer psychologiquement cette dame à envisager son avenir en chaise roulante.

Le terme Tarot-thérapeutique souligne l'importance des propositions positives faites par la symbolique des Lames. Chaque Arcane délivre un message qui stimule le dépassement des polarités limitatives : Le Pendu indique des retards, des obstacles, il est aussi la voie de l'initiation et du sacrifice. Rencontrer le Tarot permet de s'affranchir des notions de bien ou de mal. La vie est un Tout, elle est un Choix, un Engagement et surtout elle est un Mouvement perpétuel *:*

Mon approche
Spirituelle, philosophique et thérapeutique du Corps, du mental et des émotions

Il s'agit de définir ce que veut dire le mot spiritualité : du latin Spiritualis, il signifie « ce qui est propre à l'esprit ». Il est toutefois dérivé de « spiritus », le souffle et l'esprit.

Ce mot peut avoir une signification selon le contexte dans lequel il est utilisé ; il est souvent rattaché à la religion car il met en évidence la relation de l'être humain avec *un être supérieur* et le *salut de l'âme.* Cette interprétation induit un parti pris qui peut s'avérer rédhibitoire.

Le souffle et à l'esprit sont des fonctions que nous pouvons nous approprier. De par la neutralité des termes, chacun peut y projeter ses représentations.

Selon le Kybalion[39], il est impossible de savoir ce qu'est l'Esprit. C'est un mot que les hommes ont utilisé afin de nommer l'Ame supérieure, celle de Dieu, de la Source ou de l'Univers. Il est ce Chaos Originel qui accouche du Monde ; les cosmogonies[40] de tous les pays l'explicitent par des contes sur la Création ; pour les physiciens, il se nomme le « Champ unifié ».
L'homme de Vitruve, dessiné par Léonard de Vinci, nous suggère que l'être humain se situe au centre d'un processus de transformation. Il est un interface de réception des émanations subtiles afin de les matérialiser, puis dans un second temps, un agent de transmutation de la matière en énergie spirituelle. Un itinéraire allant de la Création au monde matériel, puis par l'Evolution, du profane vers le Sacré.

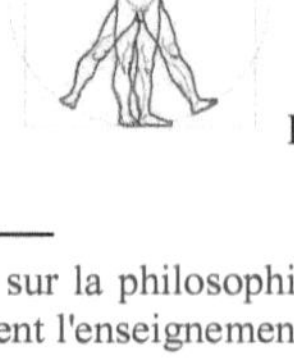

L'homme de Vitruve

[39] Le Kybalion est une étude sur la philosophie hermétique de l'ancien Égypte et de l'ancienne Grèce. Trois initiés transmettent l'enseignement d'Hermès Trismégiste. Voir page 137

[40] La cosmogonie est un système de formation de l'Univers

Mon approche spirituelle du Corps

La confrontation du thérapeute au « corps » religieux est une évidence.

Le rapport au corps est déterminé par l'appartenance (consciente ou inconsciente) à une culture religieuse. Masser un musulman, un chrétien, un indou ou un animiste va demander de faire totalement abstraction d'un certain mode de faire, afin de respecter la personne dans son intégrité.
Couvrir ou éviter des zones trop tabous pour être massées, respecter ceux qui ne peuvent se déshabiller ou ceux qui se dénudent, demande d'être attentif et vigilant. Un geste déplacé peut transformer un massage en calvaire pour le patient. Il faut néanmoins ne pas pêcher par le moins et savoir prendre certains risques !

> Un homme à qui il manquait la moitié d'un bras m'a demandé un massage décontractant. Partant du principe que le corps est un Tout, je ne pouvais faire abstraction de son handicap ; j'ai donc massé « le moignon » de la même manière que son bras valide. Il m'a remercié en m'expliquant que malgré l'absence de ce membre, il ressentait de fortes douleurs « fantômes ».

Peut-importe ma vision personnelle du corps, la seule chose que je me dois d'offrir, c'est le Souffle et l'Esprit. Je traduirais ces deux termes de manière très simple : avoir une intention claire (L'Esprit) et une attention forte (Le Souffle).

L'intention doit être focalisée sur le bien-être du consultant et être conforme aux Lois de l'Univers.
Cela demande d'éviter d'être soi-même perturbé ou dérangé *: un thérapeute qui vous parle de ses préoccupations ou qui répond au téléphone pendant la consultation ne peut pas vous offrir une intention claire.*

Il est nécessaire de transcender la relation, tous les patients ne sont pas sympathiques, ni soignés : *un thérapeute qui a des considérations personnelles sur le consultant aura son intention perturbée par ses propres pensées.*

L'attention demande d'être à l'écoute des signaux émis par la personne. Le corps est un livre dont il faut lire chaque ligne attentivement afin d'en comprendre le sens et la logique : *une discussion à bâton rompu pénalise la capacité d'écoute du thérapeute et celle de réceptivité du patient.*

La Réunion de l'intention et de l'attention se nomme humblement : Amour en conscience. Cela ne signifie pas pour autant des massages éthérés, loin de là ; à chaque constitution son massage. Ma grand-mère me disait toujours : *tu sauras que ta pâte à pain est prête quand tu y auras mêlé quelques gouttes de sueur !* Masser est une responsabilité et un Service qui demandent d'être en mesure d'offrir :

- Une disponibilité intérieure, favorisée par la méditation, ou le recueillement.
- Un état de santé correct. Il est préférable d'annuler un soin si le thérapeute n'est pas au mieux de sa forme.

Puis

- Un environnement harmonieux.
- Un temps d'accueil afin que lorsqu'elle s'allonge, la personne se sente en toute confiance.
- Un temps d'écoute afin de déterminer les besoins spécifiques du patient.
- Après le soin, un temps de parole et d'intégration est parfois nécessaire.

Ces préalables permettent de passer d'un massage profane à un instant sacré, j'aime y voir une profonde réconciliation intérieure. Le sujet se reconnecte à son identité qui va au-delà de sa personnalité sociale. Ces identifications conditionnent notre corps : un dirigeant n'aura pas la même attitude physique qu'un informaticien ; un professeur n'aura pas la même posture qu'un jardinier. Idéalement, le but d'un massage est de court-circuiter momentanément ces « jeux de rôles » afin d'initier un retournement de l'attention. Ce sont des moments d'une douce et simple évidence : nous sommes des humains en besoin de contacts, de relations et de Vrai.

Un de mes patients, un vrai dur à cuir, me donnait 3 x le prix que je lui demandais, en me disant : je suis un homme neuf, je vais pouvoir aller gagner plein d'argent ! C'était simple, direct et drôle.

*****

Un petit vieillard africain, tout perclus de rhumatismes et de douleurs, s'est présenté pour un soin. Effrayé d'être amené chez « une Blanche », il me lançait des regards éperdus. Il s'est débarrassé très méticuleusement de son « boubou » mais a gardé sur la tête son petit chapeau rond. J'ai donc massé ce monsieur avec son chapeau sur la tête.

Se faire masser demande de la part du sujet un abandon. Quitter ses habits, s'allonger, montrer son corps, sont des actes symboliquement forts. Cette mise à nu divulgue les vulnérabilités, les complexes, les cicatrices visibles et invisibles. Pour un thérapeute, accueillir un être, c'est recevoir l'humanité dans ce qu'elle a de plus fondamental. L'Histoire relate les grands évènements de nos civilisations. Ici, il est question des histoires, des vécus s'articulant autour de la vie, de la mort et de l'amour. Des vies minuscules en quête de Majuscules telles que la Vie, la Mort et l'Amour. Toucher le Corps ou les corps s'apparente à plonger dans les méandres des religions, des expériences et des cultures : le corps est « mémoire », mais la Vie est « Sens ». Une perle de cette Essence se niche en nous, et c'est Elle qui guide l'orientation des soins.

Mon approche spirituelle
du mental et des émotions

Conceptuellement le mental concerne nos modes de pensée, nos facultés intellectuelles et nos aptitudes à traiter les informations.

Les émotions sont les différents ressentis que nous avons vis-à-vis de nous-mêmes ou de notre environnement.

Notre époque affiche un glissement du « Je pense donc je suis » vers le « Je ressens donc je suis ». Il est difficile pour beaucoup de faire la distinction entre ces deux fonctions. Cet amalgame très commun impacte fortement nos vies. Deux verbes auxiliaires nous renseignent sur la relation des patients, à leurs vécus :

Avoir : « J'ai été » cambriolée ; «j'ai été » vampirisé par telle ou telle personne ou situation ; on « m'a » cassé les pieds.

Etre : « Je suis » une femme violée, « je suis » orphelin, « je suis » un enfant « battu »

Quand l'évènement relève du « trauma » le sujet s'identifie à celui-ci.

Il y a une perte de distinction entre le sujet et l'objet.

Dans un travail thérapeutique, se distancer de sa problématique par une observation « dépassionnée » de soi-même est un levier indispensable. Le consultant passe de victime impuissante à acteur de son avenir. « *Le soi » et le « non soi* » sont dissociés.

La non-différenciation peut être interprétée comme une déviation de l'individualisme ; le sujet s'anime lui-même par des émotions qu'il assimile à des pensées. Il devient « sujet et objet » : replié sur lui-même, autocentré, en recherche d'autosatisfaction.

Analyser sous cet angle les problématiques actuelles est édifiant. Le chômage, les migrants, le terrorisme génèrent des « peurs » et de vives émotions qui conditionnent des prises de positions tant sociales que politiques. De manière perverse, ces réactions personnelles et subjectives se travestissent en discours publics, rationnels et objectifs. Ce déguisement est une mystification, reflétant bien un état de cloisonnement intérieur.

Les systèmes de défense des individus portent les stigmates de notre société individualiste :

J'agresse avant d'être agressé
Je pars avant que l'on me quitte
Je trompe avant d'être trompé
Je me tais avant d'avoir l'impression que l'on ne m'écoute pas
Je choisis d'être seul pour ne pas me sentir isolé.

Les patients consultent principalement pour « remplacer » leur mal-être par du bien-être ! Ils sont néanmoins attachés à leurs états d'âme qui sont, à leurs yeux, la preuve qu'ils sont vivants. « Etre » sans émotion s'apparente à de la froideur et de l'indifférence. Il est ardu d'en initier une perception positive.

Si je ne suis pas jaloux, j'ai peur de ne pas aimer !
Si je ne suis pas possessif, j'ai peur de te quitter !
Si je ne suis pas soumis, j'ai peur qu'on ne m'aime pas !

Entretenir des ressentis forts au sein d'une collectivité assure que celle-ci n'aura pas la distance suffisante pour se « penser », il en est de même pour les individus. Le mental « objectif » ne se manifeste que lorsque le sujet se détache de la « subjectivité » de son agitation intérieure. « Se penser » relève donc de la capacité à s'observer.[41]Ce sujet a déjà été abordé dans le chapitre sur les fonctions triuniques de notre cerveau.

Les émotions sont des facteurs d'asservissement, seul l'Esprit peut donner accès à la liberté. Etre cérébral en toute situation est aussi une aberration. Deux fonctions qui ont un rôle déterminant dans la gestion de nos vies : chacune étant réservée à un contexte judicieux et pertinent.

---

[41] Le principe du mentalisme est développé à la page 139

Cette relation très particulière à ce qui nous touche complique beaucoup le travail des thérapeutes. L'émotion est indispensable dans nos interactions avec les autres. Idéalement, elle incarne la manifestation d'un ressenti intérieur. Malheureusement, l'inverse est souvent vrai.

> Un petit restaurant chic, une lumière tamisée, une bonne musique peuvent susciter des émois interprétés comme étant des sentiments.
>
> Etre attiré par quelqu'un est une réaction à un stimulus.
> Par contre, ressentir de l'amour pour une personne échappe à cette logique.

Certaines situations exigent d'être capables de s'extraire de toute considération émotionnelle. Prenons comme exemple le fait d'être trompé par son partenaire. La distanciation intérieure fait barrage aux pensées telles que « pourquoi, comme ose-t-il, est-ce de ma faute ? Le cinéma mental est remplacé par la véracité des sentiments : *l'humiliation, l'abandon, la trahison.* A partir de cette authenticité, la personne pourra faire des choix qui ne seront pas dictés par *la colère, la haine ou le désir de vengeance*.
Dans ce cas précis, ne pas répondre agressivement ne signifie pas « ne rien ressentir » bien au contraire. Réagir émotionnellement soulage momentanément, il faut bien se l'avouer, mais ne résout pas la souffrance de fond.

Il est courant d'entendre d'une personne « qu'elle n'a pas ou ne montre pas ses émotions ». On mesure bien l'importance de celles-ci dans nos relations. Si j'offre un cadeau, j'attends de voir du plaisir. Si je hurle, j'espère percevoir ma domination ou la peur. Par contre, sans ces miroirs, la panique s'installe très vite.

Une très jolie histoire extraite librement du livre pour enfant « L'arbre sans fin[42] » illustre mon propos.

Pétronille part à l'aventure et croise une affreuse Ortie pleine de dents. Pétrifiée de peur, elle se transforme en pierre. Lorsqu'elle se réveille, le monstre est toujours là, la toisant ironiquement. Pétronille la regarde et lui dit : « Je n'ai pas peur de MOI ». A ces mots, l'ortie se fane, pourrit et disparaît.

Morale de l'histoire : si nous rencontrons quelqu'un qui ne réagit pas à nos émotions, nous perdons toute contenance et devenons une vulgaire salade flétrie !
Ou, apprenons vite à dire « je n'ai pas peur de MOI » !

Quitter la colère implique de faire le deuil d'un ressenti afin d'en accueillir un nouveau, souvent plus douloureux. Cette transformation est une initiation pénible qui nécessite d'apprendre le discernement. Cette faculté intellectuelle s'éduque et se développe par un travail conscient sur le traitement des informations. Valoriser l'Esprit au détriment des réactions viscérales n'est guère aisé ; cela remet en cause les comportements d'atermoiement et de victimisation. Toute personne a comme premier réflexe de justifier et cautionner l'interprétation qu'elle fait de son vécu. Par l'Esprit, la recherche de raisons exogènes au malheur ou à la souffrance, se convertit en responsabilité et en moyens d'agir. Le terme responsabilité est souvent associé à un ressenti de culpabilité. Pourtant, il ne s'agit que de faire face à la réalité d'un *état* présent.

A titre anecdotique, je citerais une jeune fille, venue pour des crises de panique lors des tests de préparation au Bac.

Lors des évaluations, elle me disait avoir mal au ventre, transpirer et avoir les jambes en coton. Dès les premiers symptômes de stress, elle paniquait à l'idée d'échouer.

---

[42] L'arbre sans fin de Claude Ponti à l'Ecole des Loisirs

Nous avons travaillé sur la dissociation : son corps lui donnait des messages, dont elle devait apprendre à se détacher. Pratiquement je lui ai proposé des séances de massages très toniques, voire même douloureux. Elle devait, pendant les soins, me réciter ses tables de multiplications, sans faute, ni arrêt.
Les premiers essais furent désastreux, puis elle ne laissa plus la douleur perturber son mental. Fière de cette maîtrise, elle aborda ces examens beaucoup plus sereinement et réussit son Bac.

*****

Une femme m'a consulté pour des problèmes d'agoraphobie. A ma demande, elle a cousu une poupée en chiffon. Celle-ci représentait une sub-personnalité présente en chacun de nous : la thérapeute. Avec sa poupée nichée dans sa poche, elle a pu surmonter ses peurs, et progressivement sortir de chez elle.
Ce n'est ni de la magie ni du fétichisme mais bien un travail sur la dissociation ; elle a pu passer symboliquement de « je suis angoissée » à « j'ai des angoisses » que je peux gérer.

Dans un premier temps, développer le discernement demande une vigilance de chaque instant car nous sommes happés par notre propension à injecter de l'affect dans tout ce que nous vivons. C'est une gymnastique de l'esprit qu'il faut entraîner afin que cette dissociation devienne partie intégrante de nous et aussi naturelle que le fait de respirer.
La finalité de cet exercice n'est pas de nous transformer en « robot » ou en « ermite ». S'observer permet d'être au plus près de notre vérité intérieure ; ce que nous y découvrons devient le moteur d'actions alignées à ce que nous sommes.

<u>Premier cas de figure</u> :

Un amour à sens unique engendre de la frustration qui va se manifester par des troubles de l'humeur impactant l'environnement. *L'être aimé, étant dans ce champ vibratoire perturbé, va s'éloigner encore plus.*

Second cas de figure :

L'amour est un sentiment positif dont on peut être heureux. Par un choix délibéré, il est possible de privilégier des gestes porteurs de ce message. *L'être convoité bénéficiera de cet aura d'affection. Les probabilités qu'il y réagisse augmentent.*

Rudolf Steiner[43] a écrit (je cite de mémoire) : « Lorsque l'être aimé se contemple dans votre regard et qu'il y retrouve ce qui vous a fait l'aimer, cela s'appelle de la fidélité. »

Bien entendu, les êtres que nous aimons nous agacent et nous déçoivent. Nous pouvons choisir de les juger ou plus simplement de leur offrir notre amour qui leur donnera envie de cultiver la meilleure part d'eux-mêmes.

Selon le principe de polarité, il est illusoire de penser qu'un jugement ou une sanction peuvent être faits par amour. Les contraires de ces termes se manifestent par l'acceptation de l'autre et par le pardon. Si l'on n'est pas dans l'amour, on se dirige inexorablement vers le non-amour et son lot de haines.

Un travail thérapeutique soumet le consultant à des choix. Veut-il continuer à être dirigé par ses émotions ou désire-t-il affronter la réalité de ses ressentis ?
Dans un second temps, intervient le sens « supérieur » que l'on peut donner à ce que l'on éprouve. Telle l'huître nous enseignant comment faire de nos blessures une perle ! Nos plaies peuvent rester béantes ou se cicatriser par l'application des baumes du Cœur : l'amour et le pardon. Elles peuvent être des fardeaux trop lourds pour nous permettre d'avancer ou des moteurs de « rectifications ». Nous n'avons pas à changer mais seulement à nous aligner à notre mission de vie.

[43] Rudolf Steiner, né en 1861 et mort en 1925, est un philosophe, occultiste et penseur social. Wikipédia

L'Education sélective

« L'éducation fait de chacun de nous une pièce de machine et non pas un individu. "
D'August Strindberg / Dans la chambre rouge

Il paraît tout à fait naturel d'apprendre la grammaire, les mathématiques, l'histoire, un métier. Plus ou moins naturel de se renseigner sur l'éducation, le couple, la psychologie.
Par contre, se dire que l'on doit apprendre à aimer, faire l'amour, réfléchir, n'est pas spontané. Ces points sont considérés par beaucoup comme allant de soi. Un bel adage résume bien la problématique des apprentissages : « *on ne fait pas boire un âne qui n'a pas soif !* ».

L'éducation sexuelle ne se fait que très sommairement à l'école ; la psychologie ne s'étudie que si l'on choisit cette branche à l'université ; la philosophie n'est abordée qu'en première au lycée ! Cela revient à dire :

Je suis vivant donc je sais vivre

Je pense, je sais penser ; j'aime, je sais aimer ; j'ai des pulsions sexuelles, je sais faire l'amour !

Notre manière d'appréhender l'éducation a une histoire ; afin de l'éclairer, je ferais un détour par les Templiers et les Compagnons.

Au Moyen-Age, des Chevaliers partirent de France pour la reconquête de Jérusalem. Ils étaient accompagnés par une armée, composée de paysans et de roturiers qui perpétrèrent des carnages insoutenables envers les populations locales et juives[44]. Ces Chevaliers, confrontés de plein fouet à l'ampleur de la déchéance qui régnait en Europe, furent profondément marqués par ce périple mortifère. Ils décidèrent de rester en Orient, fascinés par le niveau de développement de cette civilisation.

---

[44] Certains historiens relèvent que ces carnages, ciblés sur la population juive, furent la première trace historique de l'antisémitisme.

Le traumatisme de cette première croisade suscita chez eux un désir, un rêve de sortir l'Occident de son obscurantisme. De cet élan naquirent les Chevaliers de l'Ordre du Temple. Sous leur influence et celle des commerçants internationaux, les marchés occidentaux s'organisèrent par corporations. L'Ordre du Temple s'associa à des moines cisterciens de France et ensemble, ils créèrent une nouvelle armée : *les travailleurs*.

Les Cisterciens structurèrent les métiers de maçons et charpentiers. Ces ouvriers, initiés à la lecture et à l'écriture évoluèrent. Leurs maîtres leur enseignèrent les secrets de métier, mais aussi la théologie, la philosophie. D'une population, confinée dans la misère, émergèrent des artisans pouvant voyager, apprendre et appartenir à une communauté forte, le Compagnonnage.

D'après J. Rolland[45] « le massacre des Templiers » relevait d'une volonté du roi Philippe le Bel et du Pape Clément d'éradiquer ces corporations qui s'autonomisaient et devenaient une menace pour les pouvoirs en place.

L'Ordre des Templiers disparu, l'aspect spirituel des formations dans le Compagnonnage s'éteignit. Les Templiers incarnaient un Idéal qui ne survécu pas à leur dispersion.

Dans le Compagnonnage, les postulants recevaient une initiation puis un passeport ; celui-ci leur permettait d'exercer leur métier dans toute l'Europe. Ils étaient reçus, « comme des frères », dans les corporations de métier, de tous ces pays. Cette initiation leur donnait certains pouvoirs mais aussi des Devoirs. Ne dit-on pas les Compagnons du Devoir ? Que des ouvriers accèdent à un statut social et spirituel fût une véritable révolution dont les bénéfices sont encore aujourd'hui mesurables : *la naissance du syndicalisme.*

Le projet grandiose des Templiers fût d'éduquer et d'élever les couches sociales les plus pauvres afin d'en faire un contre-pouvoir de poids. Le savoir-faire était bien entendu indispensable mais reposait sur un « savoir être ». Tout notre système éducatif repose sur l'apprentissage qui s'avère bien différent de l'initiation :

[45] Jacques Rolland écrivain, spécialiste de l'ordre du temple et de la Franc-Maconnerie

Apprendre à …	*Etre initié à …*
Acquisition d'un savoir-faire Savoir observer Savoir imiter Essayer Répéter	*Recevoir une initiation* *Faire l'expérience* *Intégrer le Savoir* *S'exercer* *Se dépasser*

Le Développement Personnel relève de l'Art d'Enseigner, d'Eduquer et de Transmettre. Cette discipline suggère d'apprendre et de cultiver les Vertus. Elle n'est pas la seule, toutes les traditions reposent sur ce principe d'initiation.

L'initiation est une « épreuve » qui demande de surmonter des obstacles. L'initié s'approprie le Savoir afin de se transformer intérieurement et extérieurement (statut social).

Dans l'apprentissage, le processus d'individuation est remplacé par l'observation, l'imitation et la répétition qui sont des processus exogènes. *Le sujet ne se transforme pas intérieurement.*

Pour « acquérir » une connaissance, le seul préalable est d'en avoir les moyens (intellectuel ou financier). Acquis et Non acquis sont les termes usuels qu'utilisent les professeurs pour noter les travaux : l'enfant a les moyens ou pas de poursuivre sa scolarité.
Il est évident que ce mode éducatif conditionne la relation thérapeutique. Les patients veulent essayer, imiter ou répéter afin d'acquérir un mieux- être. Respecter l'éthique d'un véritable développement personnel demande de contrarier ce penchant.

Toutefois, si nous voulons proposer à nos consultants le chemin de l'initiation, il faut l'avoir expérimenté soi-même.

Lorsque j'entamais ma formation en médecine ayurvédique[46], je ne me doutais pas que par elle, j'allais vivre ma première initiation. J'ai poursuivi mon périple expérimental par une initiation au Bouddha de Médecine, au Bardo Thödol (livre tibétain des morts) et à la méditation transcendantale. Ces expériences m'ont permis de réaliser les limites que je m'imposais. Le temps est devenu autre. Une ressource, qui a modifié radicalement ma relation à la réalité, s'est manifestée dans mon travail.

J'ai compris que la voie de l'initiation repose sur la réceptivité à un enseignement. Celui-ci peut être délivré par un Maître, par des événements ou par la Nature elle-même. Apprendre à tirer les leçons de nos expériences est un signe de maturité. Comprendre que nos douleurs peuvent nous faire grandir prouve notre sagesse. Considérer le monde vivant comme un Maître nous délivrant un savoir demande de l'humilité.

Le premier exercice de mon cours en Ayurvéda me confronta abruptement à mes représentations sur les méthodes d'apprentissage : je devais faire l'expérience de 20 attributs tels que le chaud, le froid, le sec, l'humide.

« Faire l'Expérience », j'étais totalement déboussolée.

Je vivais en Afrique, un continent où ces attributs sont si intenses et extrêmes que je ne pouvais guère les ignorer. Je devais néanmoins les aborder différemment, non seulement les constater mais bien entrer en résonnance avec eux.
J'ai dû créer un vide en moi, accueillir cette chaleur, la laisser me donner les informations sur « le comment » elle agissait sur mon corps, sur mon esprit. Puis recevoir le sec, le sentir sur ma peau, dans mon cœur et mon mental. Me laisser initier par la nature de la Nature.

Ce fût un Travail bouleversant : je me rappelle m'être retrouvée en pleurs, émue par cette terre africaine, son sol craquelé, désespérément aride et sec.

---

[46] L'ayurveda est une forme de médecine traditionnelle originaire de l'Inde

J'ai rencontré « le sec » sur les corps, je l'ai identifié dans les mots et les représentations mentales. J'ai senti « l'humide et le feu » des émotions. Je les ai sentis courir sous la peau de mes patients. « Le lourd » du passé ou des mots a pesé dans mes mains, j'ai appelé « le léger » afin qu'il soulage ce poids. Les attributs se sont transformés en langage qui raconte l'histoire de nos vies.

> Une femme est venue me consulter pour des accès boulimiques. Dynamique, sportive et active, elle donnait l'impression d'être très « feu «, selon les critères ayurvédiques.
> Lorsque je l'ai massée, son corps dégageait par endroit une énergie « terre », une douceur, une tranquillité qui n'étaient guère apparente dans son discours et sa manière d'être.
>
> Je lui ai conseillé de prendre 15 mn par jour à ne rien faire, chose qu'elle ne faisait jamais. Ce fût au début très culpabilisant, puis elle y prit du plaisir et a inclus cette démarche dans son hygiène de vie quotidienne.
> Ces besoins boulimiques se sont atténués petit-à-petit et ont disparu en quelques semaines.

La nourriture représentait de manière détournée son besoin « terre ». Convaincue de devoir bouger, faire du sport afin de garder la ligne, elle négligeait de respecter sa nature. Nous nous imposons trop souvent des modes d'être ou de faire qui ne sont pas le reflet de nos réels besoins. Ecouter les signaux émis par notre corps ou notre âme, signifie être d'accord d'être instruits par eux. Il en est de même pour le thérapeute : apposer un diagnostic selon certains critères évidents peut induire en erreur et faire passer à côté de l'essentiel.

Michel Larroche nous disait en cours de ne jamais nommer une pathologie, cela crée, énergétiquement, une empreinte. Dire : « vous êtes anorexique ou dépressif » induit une focalisation mentale qui aboutit, à terme, à une réalité physique.

« Je ne peux transmettre que ce que j'ai expérimenté ». De le comprendre m'a fait aimer toutes les expériences vécues. Celles que je pensais ne jamais pouvoir oublier ou positiver, se sont transformées en un matériau de travail. Ma souffrance est maintenant La Souffrance que j'identifie en l'Autre. Tous les signes, tics et paroles de mes patients sont des têtes chercheuses, voyageant dans ma base de données. Elles sont en Quête d'une expérience, d'un vécu qui pourra soutenir, aider, éclairer et se dépasser lui-même.

Tout enseignement est une expérience en devenir ; toute nourriture physique ou spirituelle métabolisée fournira de l'énergie et de la vitalité. L'éducation est souvent perçue comme étant une structure indispensable à l'homme ; d'un point de vue initiatique, il s'agirait plutôt d'une déconstruction mettant à nu la nature essentielle de l'être.

Mon approche personnelle
du monde spirituel

« Les Lois » prônées par Jésus et Bouddha, les vertus et devoirs loués par les philosophes, ne sont-ils pas un rappel de notre part Divine ?

Le Désir de l'Un se manifeste dans et par la diversité[47] ; nous pouvons désirer retrouver l'Unicité au cœur de la multitude. Les Maîtres, prophètes et philosophes proposent leurs propres réflexions et révélations, afin de nous faciliter le travail de compréhension des lois naturelles. Par elles, nous débutons notre ascension vers notre individualité sacrée. Au-delà de l'aspect religieux, ces lois reposent fondamentalement sur du bon sens ! Quel est donc le critère thérapeutique pour s'y retrouver ?

La Cohérence

Quelles que soient les croyances des patients, il est important de repérer la cohabitation harmonieuse des principes avec l'être.

> Un jeune homme d'une trentaine d'années me disait ne vouloir s'engager avec une femme que si c'était la « bonne ». Il se disait avoir des convictions idéologiques fortes et se privait donc de toutes formes de relations.
> Sa souffrance tant « physique » qu'émotionnelle le perturbait et ne lui permettait guère de jouir de l'existence.
>
> J'aurais pu respecter ses convictions, mais sa manière de me présenter la chose m'a incitée à lui dire : « comment voulez-vous trouver la « bonne » si vous n'essayez pas ? » Bien entendu les discussions furent animées !

[47] La manifestation du 1 au 9. Toutes les traditions mentionnent le Désir comme moteur de la Création. Ces points sont développés dans le chapitre sur le Kybalion page 137.

Passer d'une Loi naturelle à un dogme rigide et stérile se fait de manière insidieuse. Devoir se faire violence pour « obéir » à un principe démontre qu'une ombre sous-jacente doit être mise en lumière. L'obéissance absolue, la soumission à des principes sans y apposer le sceau de son libre-arbitre peuvent être dévastatrices.

Détenir la vérité, c'est trahir le principe de polarité.
Se rigidifier, c'est renoncer à celui du Mouvement.

Jésus s'insurge envers les Docteurs de la Loi juive tout en ne rejetant pas cette même Loi : *« Le Shabbat a été créé pour l'homme et pas l'homme pour le Shabbat. »*
Il ne s'agit donc pas d'appliquer des lois ; mais bien de les comprendre. Les assimiler et s'y initier permet à ces Energies d'être au Service de l'homme et pas l'inverse !

Ma conception de la spiritualité repose sur un postulat simple : nous sommes des êtres humains dont le terrain de jeu est ici et nulle part ailleurs.

La perfection est une recherche d'une vie *vraie*.

La quête d'éveil, un désir d'être éveillés à ce qui se passe dans notre quotidien.

Etre au Service de la Vie et Citoyens du monde afin de respecter ce qui nous habite profondément paraissent être ce que nous pouvons et devons poser comme « Agir ».

A chaque instant, la Nature, les Lois de l'Univers s'offrent à nous sans retenue. Elles nous rappellent un plus Grand que Soi. Nous pouvons en disposer passivement ou choisir de l'étudier et de l'incarner. C'est en agissant en harmonie avec nous-même et notre environnement que nous en initions le mouvement.

D'un côté, une perfection s'accomplit sous nos yeux. De l'autre, l'Homme, en lutte avec lui-même et pour sa survie, voit le sens de son existence lui échapper. Incapable de s'insérer dans les cycles naturels, broyée par les dualités et les souffrances, sa vie se transforme en stratégies d'évitement et en une spirale de besoins.

Malgré cela, caché en son for intérieur, un germe de divinité serait à développer par les vertus, la connaissance de soi, l'initiation ou la foi. *L'Homme peut prétendre à une perfection, toutefois celle-ci ne serait pas de ce monde mais dans un au-delà paradisiaque.*
Ce constat, communément admis et mal compris, décourage notre implication dans un ici et maintenant. Il est le terreau fertile des jugements de valeurs et des disparités.

Un retour sur nos origines prouve le clivage des sociétés. Des rois et demi-dieux de l'Antiquité, nous avons hérité d'empires monétaires, de classes sociales ou spirituelles, avec toujours la même constante : certains se revendiquent de « droit » divin, justifiant ainsi leurs prérogatives.
Ces statuts se sont normalisés et peu remettent en question le fait qu'une partie de l'humanité demeure subordonnée à une autre.

Une spiritualité incarnée questionne ceux qui se disculpent de leurs abus de pouvoir. Elle interroge aussi ceux qui se soumettent à cette emprise des puissants de ce monde.

Les croyances et mémoires jouent ici un rôle essentiel. L'Esprit nous suggère de considérer ce germe de divinité comme une matrice dans laquelle repose ce que l'Homme peut devenir. Il serait un étalon de liberté, de décence et de conscience.
Dès lors, la spiritualité se revêt de révolte et d'opposition à un ordre établi. Elle est un « non » à la reproduction d'anciens schémas et un « oui » à la cohérence et à l'humilité de la vie. Elle ensemence le quotidien par son refus de perpétrer l'absurde et par la conscience accrue *de l'homme dans sa verticalité.*

Toutes les mythologies se font le relais de cette lutte incessante entre des Héros qui luttent pour libérer les hommes de l'asservissement et ceux qui ne voient en l'humain qu'un matériau inférieur, juste bon à servir leurs intérêts.

Prométhée restitue le feu aux hommes, désobéissant ainsi à Zeus.
Horus, proche des hommes, s'oppose à Seth.

Il est aisé de poursuivre la liste de ceux qui ont soumis les hommes, ainsi que celle de ceux qui se sont insurgés. Mon travail de thérapeute n'est-il pas de favoriser l'esprit de rébellion, assimilable à l'énergie vitale et juvénile du Bateleur ?
Ma tâche n'est-elle pas de planter, dans le cœur de mes patients, cette phrase bouleversante : « *Si tu n'étais pas là, tu manquerais à l'Univers* »[48] ? Nous avons notre place, une légitimité car l'Histoire ne peut s'écrire sans vous et moi. Il est cependant difficile de croire qu'une goutte d'eau pourrait manquer à l'océan et qu'il ne serait pas le même sans elle !

---

[48] Phrase extraite du Tarot des Lettres Hébraïques de Marie Elia

Le Tarot en tant qu'outil spirituel

A une époque où les livres étaient peu répandus, le Tarot était le moyen de transmettre des enseignements ésotériques et pratiques. Sous forme de jeu, ces sciences se sont vues protégées des foudres de toutes les inquisitions. L'image est un mode de transmission retenu de tous les temps : elle s'impose au souvenir plus facilement que la parole et le risque d'être déformée est moindre. De générations en générations, cette tradition nous enseigne la Science des destinées de l'homme.

Le Tarot s'inscrit dans le respect des Lois de L'Univers. Chaque Carte nous invite à expérimenter l'un des principes naturels.

Tout commence avec le Bateleur : il est l'initié en tant que Fils de Dieu. Il doit néanmoins devenir « fils de l'homme » en s'incarnant sur le chemin des 21 lames du Tarot. Il nous représente dans notre quête d'accomplissement.

Nous sommes tous des Bateleurs

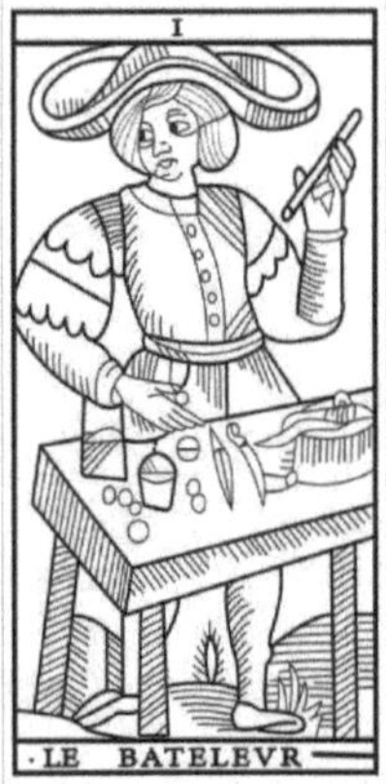

L'image du Bateleur montre un jeune homme regardant vers la gauche, son regard est tourné vers le passé. Le nombre antérieur au 1 de cette lame est le 0, le zéro de l'infini, du Tout,.
Il est donc Fils de Dieu.
Il est pourtant sur son chemin de vie, les outils posés sur la table devant lui en sont la preuve. Il est un homme et se rattache à la filiation des êtres incarnés ; il doit assumer le rôle de « fils de l'homme ».

Le Bateleur symbolise tous les possibles, mais aussi toutes les illusions. Il agit dans et sur le monde ; c'est un Alchimiste en devenir !

Il procède du principe d'Unité, du champ de conscience tout en étant incarné dans un monde social et culturel. Il se doit d'émerger de cet océan de pure conscience. Le Bateleur peut tenter de retrouver cette unité primordiale, ce paradis perdu à sa naissance, en s'assimilant au collectif. Il peut s'illusionner lui-même sur ses pouvoirs, ses choix et ainsi renoncer à son processus d'individuation.
En tant « Bateleur », chaque homme est appelé à différencier le « Je » du « Nous ». Cette nouvelle conscience place l'individu face à sa Légende Personnelle. Sans ce contenu Unique (le Je), toute action thérapeutique n'est que simulacre.

La Quête du paradis « perdu » est la Création d'un monde dans lequel
l'Eden se reflète,
Ou
Un temps passé à combler ce vide
par des plaisirs exogènes.

Quel peut être le moteur de cette Recherche ? Si ce n'est la passion, l'énergie juvénile de notre enfant intérieur qui ne se limite pas encore et ose affirmer « je serais cosmonaute » !
En résumé, un individu peut être actif et créatif au sein de sa collectivité ou être un acteur passif en recherche de valorisation et de sécurité.

L'égo est un Bateleur

Ce terme galvaudé reste néanmoins opaque. Dans le système védique, comme dans le Tarot, l'égo est un principe avec lequel nous devons composer. Le Champ unifié est une émanation, une énergie ; l'Univers est matériel. L'Ego transforme ce qui est Un en Multiple, il est donc au centre du processus de transmutation de l'énergie en matière. C'est par lui que les émanations deviennent le monde. Il est le premier pas vers la diversité et l'incarnation. Rappelez-vous qu'avant le 1, l'égo, nous avons le 0.

Le Système védique du Samkhya synthétise **la Création et l'Evolution** selon les schémas suivants et montre ainsi l'importance de l'égo :

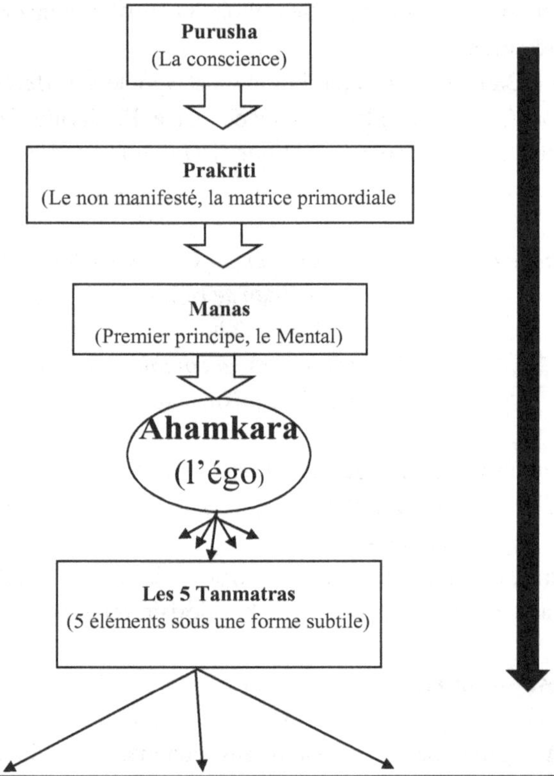

Les cinq sens	Les outils d'action	Les 5 états de la matière
La vue, l'ouïe, le toucher, l'odorat, le goût	Parler, tenir, bouger, procréer, éliminer	Terre, l'eau, le feu, l'air et l'éther

L'Evolution

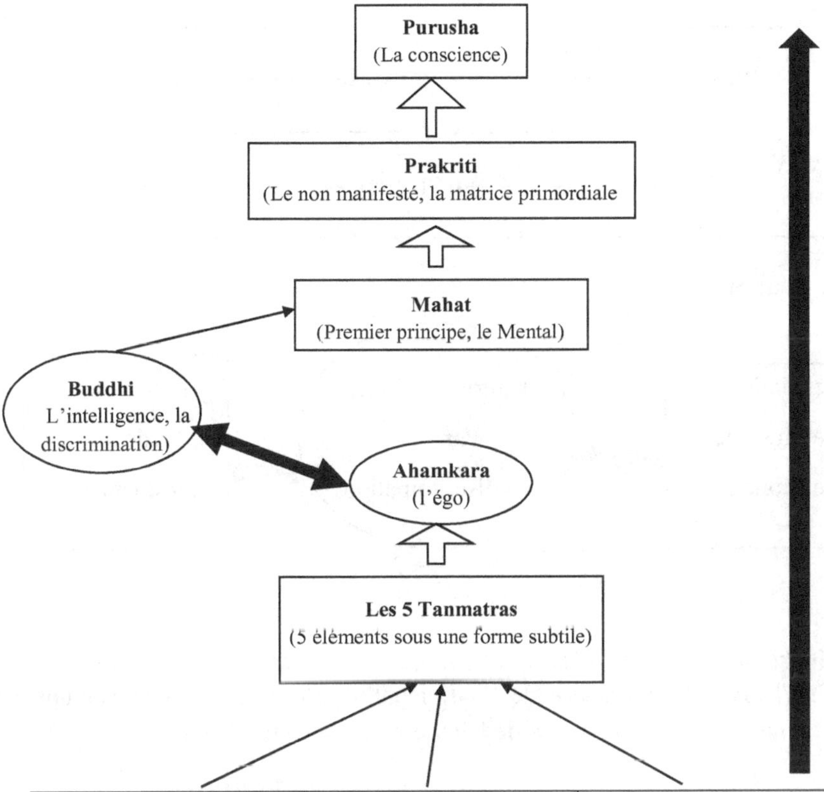

Les cinq sens	Les outils d'action	Les 5 états de la matière
La vue, l'ouïe, le toucher, l'odorat, le goût	Parler, tenir, bouger, procréer, éliminer	Terre, l'eau, le feu, l'air et l'éther

L'incarnation

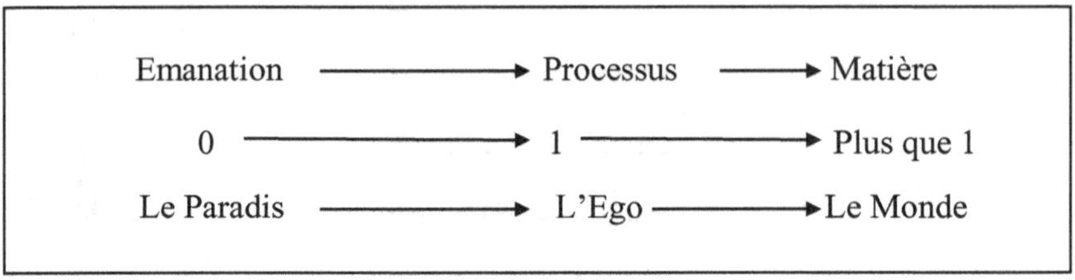

L'évolution

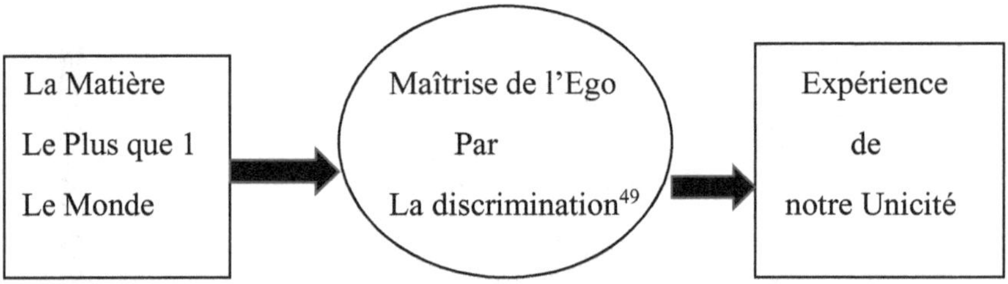

L'évolution se fait par le discernement qui est la manifestation sublimée de l'intelligence. La naissance de l'individualité doit se poursuivre par une maturation ; il s'agit de passer de l'état d'enfant à celui d'adulte.

Un égo pathologique se manifeste par un refus de se déployer, un rejet du dépassement de soi car il lui manque la conscience d'un plus grand que soi.

Le renoncement à un rêve de notre « enfant intérieur » génère de profondes frustrations. Cet inconfort se règle souvent par une survalorisation égotique et artificielle du statut réel. Une compétition entre deux personnes peut être un moteur de perfectionnement ou se solder par un désir de saper son concurrent.
Ramener les autres à son niveau ou vouloir les déchoir sont des comportements courants qui cautionnent le rapport dominant-dominé et

[49] Discrimination est un terme utilisé dans la philosophie indienne. Il est la faculté de différencier le monde des émanations de la réalité.

occultent les valeurs d'élévation. Légitimer « ce dépassement de soi », en terre de « culture de soi », est un challenge difficile car à contre-courant des tendances sociétales.

Le Bateleur est notre enfant intérieur

Quel enfant n'a pas eu de désirs impérieux, une folle espérance en un projet quelconque ? Il trépigne, se réjouit, en parle toute la journée et n'en dort plus. Quel parent, éducateur, adulte n'a pas brisé cet élan, en lui opposant la raison, le bon sens et la réalité ? N'en sommes-nous pas les tristes produits ?

Proposer d'écouter son enfant intérieur à quelqu'un devenu adulte et raisonnable est souvent perçu comme étant une pure élucubration. Les résistances à retrouver cet élan sont multiples et argumentées. Nous pensons tous devoir nous adapter au monde, et acceptons comme fait avéré, notre incapacité à modeler le monde selon nos désirs et besoins.
Etre coupé de notre enfant intérieur jugule l'élan de vie ; l'énergie de notre libido s'écoule de cette plaie vive et n'alimente plus le sens de notre existence. La joie, le désir, l'envie, la légitimité d'être, deviennent des souvenirs relégués dans les tréfonds de notre mémoire. Sans cette vitalité, notre chemin de vie s'alourdit et nous cherchons ailleurs de bonnes raisons de le poursuivre.
Dans une démarche spirituelle ou de développement personnel, il s'agit de poser l'intention de construire son propre édifice à partir de l'énergie du Bateleur. Il est la première pierre qui participe au Monde (21ème lame du Tarot).
Contempler les nombres au regard du Bateleur prouve l'infinie sagesse des enseignements gnostiques.

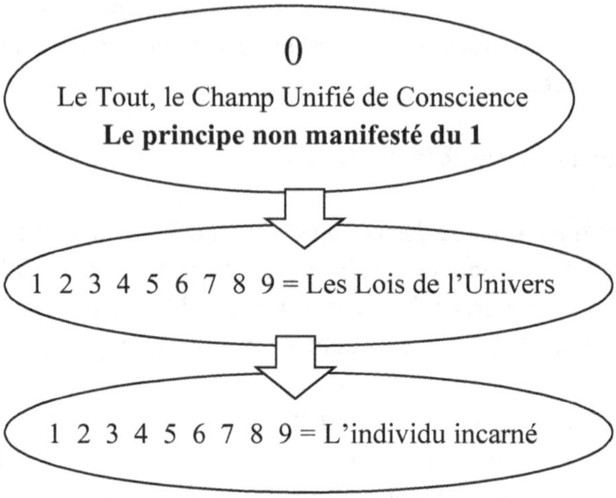

Dans le processus d'individuation le 1, en tant que Bateleur expérimente les principes de son incarnation. Soit :

,

Le 1 expérimente	le 0	cette initiation est symbolisée par le 10 et par
	le 1	1 et 1 = 11
	le 2	1 et 2 = 12
	le 3	1 et 3 = 13
	le 4	1 et 4 = 14
	le 5	1 et 5 = 15
	le 6	1 et 6 = 16
	le 7	1 et 7 = 17
	le 8	1 et 8 = 18
	le 9	1 et 9 = 19

La pédagogie de Rudolf Steiner soutient que les professeurs ne doivent pas inculquer des savoirs aux enfants mais les aider à s'en souvenir ! Ceci confirme le fait que nous sommes dépositaires des ressources des nombres.

Nous les faisons surgir de notre mémoire par la confrontation aux expériences de notre vie.

Le Bateleur en consultation

A quels dieux notre Bateleur va-t-il prêter allégeance ? Les intentions des consultants peuvent être déviées par des émotions de haine, de rancœur ou de désirs de vengeance. L'éthique thérapeutique demande de refuser :

- La Divination en tant que pouvoir sur l'autre
- Le Tarot comme ingérence dans la vie d'autrui

Le Bateleur initiateur du thérapeute

Tel que l'histoire nous le décrit, les attributs du Bateleur épousent le caractère de Socrate : itinérant dans les rues d'Athènes, questionnant tout à chacun, ne s'affublant ni de son savoir ni de riches vêtements et ayant toujours quelque histoire à raconter.
Un Bateleur proche aussi de Jésus, dont les paraboles s'adressaient à tous. Un Etre humble et bienveillant mais dont les colères restent mémorables. Traversant les âges, sa foi et sa passion en un homme meilleur peuvent servir de vocation et d'exemple.

Un thérapeute doit être à l'affût du moindre signe, de la moindre ouverture car toute personne peut désirer gravir le chemin de l'évolution. Pour chaque acte posé vis-à-vis d'un patient, l'intention doit être orientée *vers la révélation de son germe d'individualisation.* Le terme *intention* est important car seul « le sujet » peut détenir un pouvoir sur sa *révélation*. La relation d'un individu avec le Tout s'interprète par le Hasard ou le Destin, qui ne sont que les faces cachées des mystères de l'Univers.

Le Savoir est une matière vivante qui évolue en permanence, il ne peut se figer en une philosophie définitive. Le thérapeute endosse la responsabilité de conseiller ses patients, mais il se doit de rester en questionnement et recherche personnelle. J'en fis la cruelle expérience, lors d'une consultation.

> Dans un foyer pour enfants des rues, j'ai été amenée à traiter un jeune d'une quinzaine d'années. Il ne parlait pas et avait de dangereux accès de violence.
>
> Il refusait de s'allonger et n'acceptait pas que je le touche. Prête à renoncer, je rangeais mon matériel de soin. Quelques enfants m'ont prise par le bras et emmenée vers des planches en bois qui leur servaient de lits ; ils se sont allongés et ont appelé mon patient. Rassuré, il s'est couché auprès de ses camarades et a accepté que j'entame la séance.
>
> Le traitement a déclenché une crise émotionnelle explosive. Par réflexe, j'ai pris cet enfant dans mes bras afin de le rassurer. Il s'est agrippé à moi avec la force et l'énergie d'un jeune de 15 ans. Je ne pouvais plus le détacher ; la situation devenant critique, nous lui avons administré un tranquillisant.
> Je savais qu'il revivait le traumatisme de « l'abandon » ; j'ai donc suggéré aux personnes qui en avaient la charge, d'avoir une relation corporelle et maternelle avec lui.
>
> Le personnel soignant m'a objecté qu'il lui était impossible de suivre cette prescription : « un jeune de 15 ans ne peut pas être materné comme un bébé ».
> Désemparée, je réalisais mon impuissance à soulager les souffrances de mon jeune patient. Ma méconnaissance, mon ignorance des us et coutumes de son pays transformaient ce qui aurait dû lui faire du bien en « enfer ». J'avais réveillé une mémoire traumatique sans avoir vérifié si celle-ci pouvait être accueillie par son environnement.

Ma culpabilité s'est aujourd'hui transformée en vigilance et gratitude envers ses camarades. Ils m'ont enseigné qu'une solution peut se cacher sous des guenilles d'enfants, je sais « maintenant » que je ne sais rien !

*****

Un père m'a amené son fils de 3 ans car il souffrait d'énurésie nocturne et peinait à s'exprimer.
Lors des entretiens, je constatais que ce papa voulait être « parfait ». Féru de livres éducatifs sur « comment stimuler son enfant », il appliquait à la lettre, toutes les recommandations suggérées par ces manuels. Malheureusement, sa bonne volonté étant devenue excessive, il transformait ce qui devait être un apprentissage par le jeu en défis perpétuels pour son enfant.

Je suggérais au père d'avoir des moments pédagogiques et d'autres purement ludiques et affectifs. Mais il peinait à remettre en question ses méthodes éducatives. Semaine après semaine, les choses n'évoluaient guère. De guerre lasse, j'ai pris ma batte de base-ball et la posait sur ma table de travail en lui disant : si vous utilisez encore une fois une formule pédagogique pendant la consultation, je vous « frappe » ! Ceci avec un grand sourire et de l'humour.

Il fût si surpris que la séance pût enfin prendre une autre tournure. Par contre, je ne suis pas certaine, que sur la durée, ma prestation ait suffit à le persuader que ses méthodes n'étaient pas adaptées.

Il faut à tout instant innover, questionner, être curieux de ceux qui nous consultent. Respecter nos techniques mais être à même de les appliquer de manière totalement différente.
En consultations, j'ai reçu toute une tribu, de la grand-mère au bébé, des personnes analphabètes et démunies. Un théâtre de la vie, un jeu sincère et

vivifiant, avec comme parade à la cruauté de certaines situations, les contacts humains, la sincérité et l'humour.
En partant pour l'Afrique j'ai perdu mes certitudes ; j'ai renoncé à une stabilité, à une clientèle fidèle mais j'ai tant gagné au contact des personnes rencontrées que je ne peux que bénir le ciel de m'avoir mise sur ce chemin. Il est impossible d'envisager cette vie en restant cloisonné sur soi. Il faut en permanence capter l'environnement, le déchiffrer par une remise en question de ses acquis.

Ces voyages m'ont révélé l'énorme privilège que nous avons de pouvoir nous penser nous-même. L'individualisme positif est un acquis social magnifique, un outil de développement unique car il donne à chaque individu « se » pensant, une opportunité de grandir et se réaliser. Toutefois, bien des peuples n'ont pas cette chance : tourmentés par l'Histoire, ils luttent pour leur survie et ne peuvent s'offrir le luxe de l'individuation. Ils restent tributaires du collectif qui leur assure une pérennité, une identité ainsi qu'une légitimité.
Concilier l'esprit communautaire et l'individualisme paraît être un des enjeux de notre temps. Vivre en groupes solidaires les uns des autres, être en lien avec la Terre et les ancêtres sont les forces dynamiques des pays émergents dont nous pourrions nous inspirer.

Je terminerais ce chapitre par un paradoxe : j'ai fait l'expérience de mon unicité en terre collective. J'ai réalisé les battements de mon cœur dans le silence et les bruissements de l'Afrique. Marcher sur les sentiers d'un village de brousse réveille des mémoires d'un temps simple et vrai. Chaque chose est à sa place, le silence occupe l'espace et les bruits qui le transpercent sont des perles de vie. Un enfant, un âne, le bruit des pilons, quelques rires, le chant d'un oiseau sont le Lien majuscule entre Soi et les Autres

Chapitre III

L'INDIVIDUALISME NEGATIF

« L'individualisme est un sentiment réfléchi qui dispose chaque citoyen à s'isoler de la masse de ses semblables de telle sorte que, après s'être créé une petite société à son usage, il abandonne volontiers la grande société à elle-même" »

Citation de Tocqueville (Philosophe du XIXème)

Réflexions et recherches sur l'Individualisme

Ce qui a initié mes premières recherches fût la prise de contact avec la société africaine et sa vision de l'individualisme. Mon panel expérimental est infime, il n'a pas la prétention d'être représentatif d'une généralité sur les sociétés ou personnes africaines. Les informations que j'ai recueillies représentent un moteur de réflexion, un miroir réfléchissant. Elles ne sont pas une analyse sociale reposant sur une pluralité des sources.

L'Analyse et Réinformation Cellulaire m'a permis de « modéliser » certaines constantes lors de traitements de patients africains. Celles-ci se traduisent par *une problématique de la mise en place de l'individualité.*
Afin d'en avoir une interprétation correcte, j'ai questionné mes patients puis des professeurs en histoire et psychologie. Ma question était simple : que représente pour vous le mot « Je ». La réponse globale fût que ce terme relevait du tabou, de quelque chose d'indigne et d'obscène. Rien d'étonnant, ce phénomène est clairement identifié en sociologie et anthropologie : la collectivité légitime l'individu, elle lui donne sa raison d'être et sa fonction.

J'éprouvais le besoin de comprendre les impacts de cette problématique au niveau individuel. Etant femme et mère, j'étais sensible à la condition des femmes et des enfants africains. Mes recherches se sont donc naturellement orientées vers eux.
De côtoyer journellement des femmes, portant leur enfant au dos, a mis à mal ma conception idéaliste et fantasmée de leur relation. Voir des bébés exposés des journées entières en plein soleil, et des mères aux seins et regards trop souvent vides, fût un choc, une révolte viscérale puis une interrogation sur la symbolique de cette manière de porter leur enfant. La théorie de Piaget, [50] selon laquelle, le regard de la mère structure le processus d'individuation de l'enfant m'est revenue en mémoire : *en psychologie, cette*

[50] Jean William Fritz Piaget, né le 9 août 1896, est un biologiste, psychologue, logicien et épistémologue suisse connu pour ses travaux en psychologie du développement

phase du développement de l'enfant se nomme le stade « miroir ». Une évidence c'est dès lors imposée : au dos, pas de regard !
Les statues africaines confirme ce postulat, elles représentent souvent des mères ne regardant pas leur enfant. Il n'est pas question d'évaluation de l'amour maternel mais bien d'un fait social : regarder attire le mauvais œil !

> J'allais régulièrement, avec ma fille âgée de deux ans, dans un supermarché local. Assise dans le caddie, elle s'amusait à se regarder dans de grands miroirs pendant que j'attendais d'être servie. A chaque fois, une personne africaine venait déplacer mon chariot loin des miroirs, et me faisait le même commentaire : « il ne faut jamais mettre un petit face à un miroir, un Djinn pourrait lui voler son âme ».

Le dos symbolise le passé, les héritages : y mettre un enfant est donc cohérent avec la place qui lui est attribuée dans la société africaine. Analyser les coutumes de chaque pays par la position de l'enfant sur le corps de la mère est surprenant et édifiant.

Par quoi cette relation « miroir » est-elle remplacée ? Que fait l'enfant, pendant les 3 ans qu'il passe au dos de sa mère ?
Selon un musicien burkinabè, la musique africaine reflète ce que tout enfant porte profondément en lui : le rythme de la marche de sa mère, celui du pilon qui écrase le mil dans le mortier et surtout les pulsations sourdes de deux cœurs battant à l'unisson. Ces cadences s'expriment par les danses ou transes martelées sur le sol ; elles libèrent une force tribale, une énergie corporelle intense qui les habitent et les relient à leur culture et leurs croyances.

> Un de mes premiers patients africains souffrait des symptômes d'une crise cardiaque : douleur au cœur, dans un bras. Pourtant les examens étaient négatifs, physiquement il allait très bien.
> Plusieurs entretiens ont été nécessaires avant de comprendre ce qui se tramait dans ses inconscients. Nous avons mis en évidence une forte culpabilité vis-à-vis des gens de son village.
> Elevé en Europe, il avait été privilégié par rapport aux autres enfants de sa collectivité. Revenu « au pays », il avait lancé sa

propre entreprise qui lui permettait de vivre très correctement. Il n'était toutefois jamais retourné « saluer » les gens de son village. N'ayant pas partagé sa bonne fortune avec sa famille « élargie, il paniquait à l'idée que celle-ci invoque les Esprits afin de le sanctionner. Sa maladie s'étant déclarée après une fausse-couche de son épouse, il y avait vu la punition qu'il redoutait tant depuis longtemps : les « Génies » étaient responsables de la perte de son enfant.
Je lui ai suggéré de rendre visite aux Vieux de son village, de parler avec eux de ses ressentis et peurs. Dans un premier temps, il s'est montré réticent à cette idée puis s'est convaincu de son bien-fondé. Lorsqu'il est revenu de son périple, c'était un autre homme ; les Vieux lui avaient donné leur bénédiction, ils lui avaient assuré qu'aucun d'eux n'avait pensé à le punir de quoi que ce soit. Ils étaient très heureux de sa réussite et accepteraient très volontiers un sac de riz ou de mil de temps en temps.

Ses symptômes ont disparus assez rapidement après son retour à ses racines, il a pu entamer un processus de réconciliation intérieure et bannir de sa vie le poison de la culpabilité.

Ces expériences m'ont projetée au cœur du symbolisme de la Création et des Nombres. Le 1 qui se reflète dans le 2 puis se manifeste par le 3. Le jeu *des reflets et miroirs* présent dès l'aube des Temps. Nous rejouons inlassablement cette Naissance par la mise en scène de nos relations personnelles, sociales et culturelles. Sur le grand miroir africain, le reflet de l'occident m'est devenu plus familier ! Je n'ai pas percé le mystère de cette culture mais j'ai affiné ma perception de celle dont je suis issue.

J'avais engagé une Nounou qui se montrait très responsable, sérieuse, une vraie perle ! Une épidémie de typhoïde s'étant déclarée, nous avons dû prendre des mesures d'hygiène drastiques afin d'éviter la contamination. La nurse devait stériliser les biberons, faire bouillir l'eau avant de la boire, je lui faisais toute confiance car elle appliquait ces mesures à la lettre. Quelques semaines plus tard, elle me dit être malade de la typhoïde !

> Stupéfaite, je lui demandais si elle avait appliqué les consignes d'hygiène chez elle. Très surprise par ma question, elle m'avoua avoir pensé que celles-ci n'étaient valables que pour les Blancs et en aucun cas pour eux.

Cet épisode a stimulé mes recherches sur ce processus du « Je » et sa fonction d'appropriation. Il serait facile d'en déduire que les africains fonctionnent d'une certaine manière et nous d'une autre. Mon interprétation personnelle suggère plutôt que nous exprimons extérieurement un fonctionnement individualiste mais qu'intérieurement nous ne sommes pas loin du mode d'expression africain. Ne « pas faire sien » ou « faire comme les autres » ne sont pas l'apanage des sociétés africaines mais aussi de la nôtre, mais de manière plus cachée et subtile. Notre société se dit libérale et place l'individu et son autonomie en valeurs majeures. Cela correspond-il à la réalité profonde des individus la composant ?

Selon le Dr. Marquis,[51] dans une interview faite au Point, la période entre 1945 et 1973 fût celle d'un énorme boom économique, permettant à un bon nombre de personnes d'accéder à un niveau de vie jamais atteint. Cette richesse individuelle a révolutionné le principe de solidarité et permis l'émergence de nouveaux codes moraux. Dans les sociétés archaïques l'individu œuvrait à la survie de sa collectivité. Après la guerre de 1945, cette notion fût remplacée par la perception de « je me bats pour moi-même ».
Le développement personnel s'inscrit totalement dans cette mutation des consciences. Le terme « Développement personnel » date d'environ 50 ans et nous vient des Etats-Unis. Il s'adressait en premier lieu aux chefs d'entreprises. Réservé à une certaine élite, il favorisait l'émergence d'une classe supérieure et les moyens utilisés s'inspiraient des techniques de management.

---

[51] Nicolas Marquis, auteur de l'ouvrage Du bien-être au marché du malaise

Les entreprises utilisent encore aujourd'hui ces différentes approches afin d'augmenter les performances de leurs employés.

Le but étant d'optimiser : - *l'estime de soi*
- *la confiance en soi*
- *l'affirmation de soi*
- *l'assurance*
- *l'équilibre émotionnel*
- *la flexibilité comportementale*
- *l'aptitude à communiquer*
- *le sens du leadership*

Cette liste suggère que le développement personnel a migré du monde de l'entreprise à la sphère privée tout en gardant les mêmes modalités.
La quête de performances professionnelles est devenue celle du bonheur, de la santé et du bien-être. Les individus veulent que l'on parle d'eux et ne recherchent plus à se situer historiquement ou philosophiquement. Ils deviennent des êtres qui veulent s'améliorer, être réparés et devenir eux-mêmes, ceci par des interventions extérieures.

En résumé, une culture du soin de soi par le sport, les loisirs, les massages, la détente, la méditation, la communication. Les stages et séminaires se multiplient et envahissent les espaces publicitaires. Le développement personnel devient une revendication et un droit. Un magnifique programme me direz-vous, où est le problème ?

Et notre « Je » que devient-il dans tout ça ?

Concilier le processus d'individuation avec des techniques de management dénature la quête individuelle, qui se doit d'être philosophique et spirituelle. Comme le relève le Dr. Marquis, la philosophie est aussi une quête du bonheur. Celle-ci inclus les notions d'idéal et de dépassement de soi alors que par la culture de soi, on aboutit à un enfermement sur soi-même.

La philosophie a comme vocation d'amener le bien-être dans le monde alors que la culture de soi utilise le monde pour son bien-être personnel.

Accéder au bonheur par le Dépassement de soi exige d'avoir conscience d'un plus grand que soi. Dépasser sa limite personnelle demande de l'humilité et de la volonté.

Se dépasser c'est accepter d'être dépassé[52]

Un grand nombre de patients consultent parce qu'ils se sentent *dépassés* par les évènements, contraintes et attentes de leur vie familiale ou professionnelle. Faut-il les aider à diminuer la pression qui pèse sur eux ou leur suggérer de relever ce défi ? Probablement les deux.

> Quel parent, après avoir changé, nourri, bercé et câliné son enfant, pense avoir fait le maximum pour son bien-être. Posé dans son berceau, ce bébé hurle pourtant comme un malheureux.
> D'abord démuni, puis en colère, ce père ou cette mère doit aller puiser dans ses réserves pour avoir la force de répondre aux besoins de cet être irrationnel, qui veut plus et encore plus.
>
> Etre un parent aimant et responsable demande de s'élargir et de sortir de sa sphère personnelle de confort. L'aspect initiatique de ce rôle est une épreuve épuisante que l'on accepte par amour.

Les sites de développement personnel et de coaching affichent systématiquement une phrase de Gandhi : *« Sois le changement que tu veux voir dans le monde»*. Belle proposition qui sous-tend la nécessité d'un dépassement de soi. *Le Monde, l'Humanité sont des « plus grands que soi ».* L'égocentrisme exige que le monde se plie à ses attentes, il va revendiquer un droit au bonheur selon ses propres critères, ceci se traduisant par la destruction de l'altérité. Pourtant, nous n'avons pas tous les mêmes attentes, nos conceptions du bonheur ne sont pas toutes les mêmes. L'individu centré sur lui-même va donc considérer l'Autre comme un ennemi potentiel. Il tentera de légitimer sa propre vision en déniant celle des autres. Illustrer mon

[52] Inspiré d'un texte : Un frère, Vénérable Maître de Loge et membre de l'Etoile du Jura

propos n'est pas difficile, il suffit d'écouter un débat politique, littéraire ou philosophique pour en être convaincu.

« Ensemble pour un monde meilleur » est aussi une phrase pleine de promesses. Un monde au singulier ou au pluriel ? Malheureusement, à l'heure où j'écris ces lignes, le pluriel paraît d'actualité ; la presse, les médias se font le relais du questionnement des européens sur la gestion du terrorisme et des flux migratoires.

« Etre dépassé » implique de se battre pour un monde meilleur, « se dépasser » relève de sentiments plus grands que la peur, la haine et la colère. Toutes ces manifestations de solidarité sont la preuve de la présence d'un germe de tolérance et d'aspiration à « être » ensemble. Cet élan spontané, va-t-il s'essouffler, chacun reprenant sa routine quotidienne jusqu'à la prochaine fois ?

> J'étais en Haïti après le séisme qui a ravagé Port-au-Prince. Une réponse sociale solidaire a momentanément bouleversé les mœurs et classes sociales de ce pays. Puis, selon les observateurs extérieurs, tout est redevenu comme avant : les disparités, le cloisonnement social et la violence.

L'individualisme négatif permet à notre langage de justifier des termes tels que « le droit à la guerre », il valide les « guerres de représailles » et même celles dites « préventives ». Edmond Delcamp, dans son ouvrage sur le Tarot initiatique, nous rappelle que les hommes les plus respectés et décorés sont ceux, je cite : « qui ont écrit l'histoire avec le sang des autres et non les artistes, les savants ainsi que les hommes et les femmes qui se sont dévoués » à la cause humaine.

Le droit de militer, condamner, s'opposer, et juger représente la réponse individuelle démocratique aux séismes intérieurs ! Un climat anxiogène est entretenu volontairement par les états afin de museler les volontés. Les romans futuristes de A. Huxley, « Le meilleur des mondes » et « 1984 » de Georges Orwell peuvent être ressortis et rangés sur l'étagère de notre actualité.

Devons-nous nous battre pour retrouver un état antérieur « idéalisé » ou accepter d'être changés, grandis par nos expériences. Vouloir notre bien-être personnel ou s'engager définitivement pour un mieux-être collectif ?

Evolution des thérapies en 25 ans de pratique

Les approches psychologique et psychanalytique étaient au cœur des recherches de certains précurseurs en thérapies alternatives. Ils se sont attelés à créer des passerelles entre le corps, l'inconscient et les émotions. Leurs travaux ont permis de coupler ces concepts psychanalytiques aux savoirs des Sciences ancestrales, traditionnelles et actuelles.

Fort imprégnés de cette dynamique, les patients légitimaient que les causes de leur mal-être soient à chercher dans le passé et les inconscients. Des modules « psychologie » étaient inclus dans les formations en « thérapies énergétiques ». Le clivage médecine du corps et médecine de l'esprit s'effaçait au profit d'une approche holistique. De nouvelles perspectives de soins sont apparues : la musico-thérapie, l'art-thérapie, la sophrologie, les techniques de visualisation.

Notre société médiatisée, axée sur la consommation, a favorisé l'émergence progressive d'une psychologie positive. Cette nouvelle approche s'est distinguée des courants traditionnels[53] par sa volonté d'offrir aux individus, des moyens et des techniques d'accès au bonheur. Le Dr. Maslow, père de la psychologie humaniste, considérait la psychologie positive comme transitoire, une préparation à une psychologie centrée sur le cosmos plutôt que sur les besoins et les intérêts humains.

Nous sommes donc passés d'une approche analytique à une approche empathique. Les informations, qui avaient la fonction de permettre à la personne de porter un regard neuf ou autre sur son intérieur, ont muté en outils exogènes. Ce courant « positif » a eu néanmoins son utilité et son sens : l'analyse systématique du passé et des inconscients, occultait parfois les saines ressources des patients. L'évolution des personnages de films illustre parfaitement ce propos : le psychiatre « sauveur » devient un « psychopathe » (Le Silence des Agneaux) ; les films de Woody Allen

[53] Psychologies Freudienne, Jungienne principalement

dressent une caricature humoristique de l'Analysé perpétuel. La prise de distance vis-à-vis du modèle analytique se confirme ; le constat que l'on peut en faire est le suivant :

- Le Soi intérieur ne réagit désormais que si les enjeux de « plus » et de « mieux » sont présents.
- Sans ces moteurs, le Soi se retranche derrière une armure d'indifférence.
- Le traitement de l'information va être de type binaire : je suis d'accord ou pas, je prends ou je rejette.

Ceci va profondément modifier les offres de service à l'individu :

- La télé-réalité accroche son public par des sujets et des participants auxquels les téléspectateurs peuvent s'identifier.
- Les votes stimulent la projection narcissique de ce public sur un participant au jeu.
- Les émissions se construisent en mode empathique, pendant de l'apitoiement sur soi-même.
- La publicité vante des « Kits » complets assurant réussite et mieux être.

Des « Techniques » de développement personnel vous promettent le saint Graal de la richesse et de l'épanouissement, ils vous remettent :

LES CLES
Qui vous ouvrent toutes les portes,
sans effort, sans payer et rapidement

Vous reconnaissez-vous en cet « homme-chose » qui a des besoins ? Etes-vous d'accord de réduire, votre « Je » et votre « Ame », à des fonctions mécaniques ? Il est tentant d'y croire ou de le désirer. La vie serait simple, linéaire et prévisible. Prendre soin de soi crée cette illusion, quelques jours ou quelques semaines. Puis revient le temps de l'insatisfaction : une faim diffuse et pernicieuse, qui exige encore plus !

Cette « culture du soin de soi » dévie l'orientation d'un travail de développement personnel. Le Bonheur s'acquiert philosophiquement par la quête de Vérité ; thérapeutiquement, il se travaille au corps à corps dans le quotidien. Cela s'apparente à expérimenter un bruissement, guère audible ni explicable : la Vie.
Etre en permanence centré sur soi amenuise les facultés d'adaptation ; dès lors, les sollicitations de la vie sont ressenties comme un effort démesuré. Cette pression génère des pathologies courantes comme le stress, le burnout et la procrastination[54] : premiers réflexes de rejet de ce qui « pressurise » afin de retrouver un état de confort intérieur.

L'acte thérapeutique favorise l'adaptabilité de l'individu à son environnement.

Il devient difficile de légitimer un travail en profondeur et en conscience. La solution au mal-être est perçue comme relevant d'une technique, et du thérapeute, qui se voit investi d'une mission qu'il est loin de pouvoir accomplir. Un très bel adage d'un sage indien souligne que : *« Si tu guéris quelqu'un sans lui avoir fait faire le chemin que la maladie lui proposait, tu lui fais plus de mal que de bien ».*

Le Tarot ou la Numérologie peuvent, en entrant dans le jeu mortifère de la réponse immédiate et de la « confort »ation, devenir des outils à double tranchants. Les questions posées sont souvent le reflet de questions plus existentielles qui ne sont dès lors, ni abordées ni formulées. Nos interrogations sur le sens de la vie et de la mort sont, depuis la nuit des temps, ce qui fait de nous des Etres Humains.

Dans le roman « l'Origine du Monde », Philip Le Roy met en jeu deux personnages très représentatifs de ce qui précède : l'héroïne se bat pour la publication de manuscrits remettant en cause l'origine des trois religions

---

[54] La procrastination est une tendance à remettre systématiquement au lendemain des actions.

monothéistes. Son conjoint vend ces mêmes textes à une société militaire afin d'accélérer la déchéance de ces trois religions.

La Foi de l'héroïne affronte le Principe de Réalité de son époux. Sans Idéal, l'individu renonce et entre dans un processus « nihiliste ».[55] L'extérieur n'ayant plus aucun sens, le sujet se replie sur lui-même, sa vie n'ayant d'autre but que de se légitimer par des besoins artificiels : « j'existe car j'ai des besoins ».

Ces deux personnages de roman incarnent des pôles opposés par la forme mais identiques dans le fond. L'un comme l'autre veulent changer le monde. La part obscure de l'individualisme est née d'un projet lumineux. Il naîtra de cette ombre une nouvelle vision, une lumière renouvelée par l'expérience de son passage dans les entrailles de notre civilisation.

[55] Le nihilisme est une vue philosophique d'après laquelle le monde est dénué de sens, de but et de toutes valeurs.

La Modernité et l'Individualisme

Le terme modernité est apparu avec Beaudelaire (1821-1867). Avant cela, la société était considérée comme post-moyenâgeuse.

La modernité a comme « principes » moteurs :

Le concept des temps futurs : demain sera meilleur

La raison, la performance

Le progrès et le travail

Le messianisme[56]

Depuis les années 1950-60, ce modèle qui avait tant séduit les individus a perdu de son attractivité. Une ouverture se fit vers d'autres cultures et propositions de vie. Bon nombre de jeunes de cette époque partirent sur les routes, quelque peu enfumées, de l'Inde et de l'Orient. Ils quittèrent une modernité aliénante, en quête d'un Idéal qu'ils pensaient trouver dans le Bouddhisme, le Soufisme et le Tao. En Mai 68, les manifestations anticapitalistes se multiplièrent, la libération des mœurs et la remise en question des valeurs traditionnelles furent au cœur des débats de la rue.

Ceci fût le fait des individus mais qu'en était-il des institutions, des élites bien-pensantes et des politiques ? A cheval sur la flèche du progrès, ceux-ci galopèrent fièrement, assis sur leur monture faite de certitudes et de raison. Selon Michel Maffesoli[57], ils se dirigèrent droit dans un mur. Ils y allèrent tout seul car peu de gens restèrent convaincus de la validité du modèle de vie qu'ils proposaient.

---

[56] Le messianisme est la croyance en un messie, un sauveur ou rédempteur.

[57] Michel Maffesoli est un sociologue français. Ancien élève de Gilbert Durand et de Julien Freund, professeur émérite à l'université Paris Descartes.

Nous voici 60 ans après ! Le modèle peu convainquant du modernisme s'est métamorphosé en frustration chronique et l'Idéal collectif en individualisme négatif. Les dirigeants, à force d'essayer de convaincre les individus que ce fameux « mur » n'existe pas, ont perdu toute crédibilité et s'agitent tels des pantins dénués de sens. Un marasme virulent s'est attaqué à l'espoir et à la générosité des individus qui se sont claquemurés en eux-mêmes, avides de plaisirs personnels.

L'individualisme négatif peut se schématiser de la manière suivante :

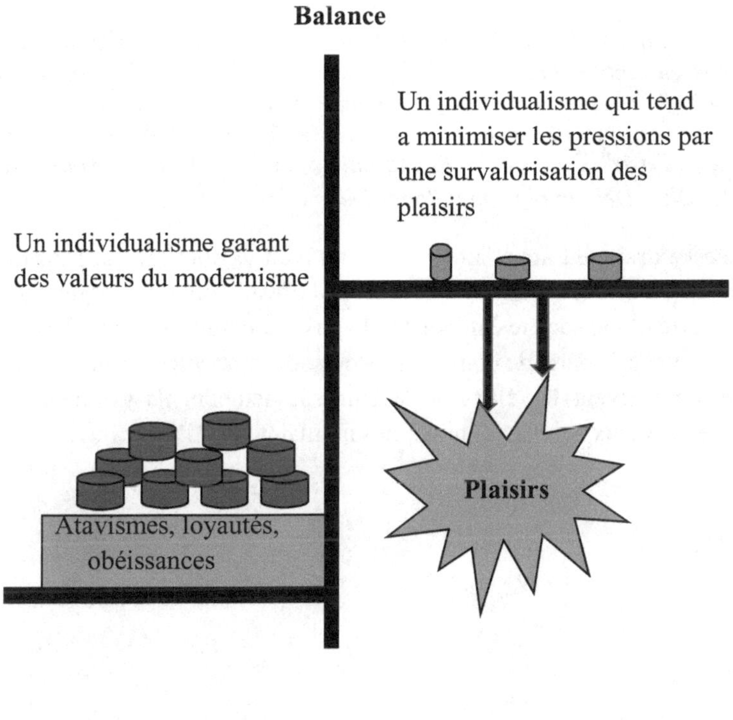

Il ne faut pas être devin pour affirmer que cela ne fonctionne pas, cette balance ne s'équilibre pas.

Nous pensons être responsables de nos frustrations : « nous avons tout pour être heureux » ! Cette culpabilité focalise nos efforts sur l'axe des plaisirs ; elle occulte notre libre-arbitre qui pourrait s'attaquer à ce qui nous pèse.

Il est notable que certaines sociétés se sont rebellées et que des despotes ont été déchus. Quelques poids en moins, vite remplacés par d'autres, légitimant leur place par un « vous avez besoin de nous ». Nous avons passé d'un printemps arabe à un hiver de terreur, d'une possible liberté à un état de guerre normalisé. La modernité a repris du galon et arbore fièrement ses attributs qui vont encore peser sur l'équilibre du monde et sur notre balance personnelle.

« Aujourd'hui n'est plus le moment de s'indigner seul dans son coin, mais d'agir tous ensemble. Nous, les 99%, nous avons la capacité d'agir et de repousser définitivement les 1% et leur monde, pour les déloger de nos villes, de nos lieux de travail, de nos vies. Les 7 et 8 Mai 2016, convergeons ensemble à Paris place de la République ! Le 15 Mai soulevons-nous ensemble : Nuit Debout partout, Global Debout ! »

Ce texte est extrait de l'appel international de Nuit Debout ; il confirme que nous vivons un moment charnière ; Michel Maffesoli, dans ses conférences et livres, parle d'une société émergente : le post-modernisme. Le philosophe Vincent Cespèdes[58] parle de nouvelles valeurs, de créativité et d'inventivité. Tous deux positivent les élans de la jeunesse actuelle, ils y voient une alternative au Vieux Monde dont on mesure maintenant l'infertilité.

---

[58] vincentcespedes.net : auteur de « Oser la jeunesse » chez Flamarion

Le New Age

Le chapitre précédent a soulevé la problématique du poids du modernisme sur les individus. Le New Age propose, par différentes approches, une alternative à cette pression. La spiritualité enrichit le panel du DP axé sur la psychologie de l'individu. Encore une fois c'est un courant qui nous vient des Etats-Unis, de la Californie pour être plus précis.

Au menu vous trouverez en autres :

L'astrologie
La Gnose
L'Egyptologie
Les sciences védiques
Le Chamanisme

Les thèmes de prédilection de ces courants sont :

L'avènement d'une ère nouvelle
Les liens avec la Terre-mère
Les rituels

Vous pouvez espérer accéder à :

L'Eveil
L'Essentiel
La Réalisation
L'Enracinement
La connexion aux Anges, Entités et Savoirs

Vous allez être libéré de vos karmas, de vos toxines, des énergies négatives, et même de votre mental. En résumé, si vous faites « tout bien », vous serez sauvés ! De quoi, on ne sait pas très bien, mais sauvés.
Les Savoirs et Sciences spirituelles actuelles se réfèrent et interprètent des textes de la Gnose. Les écrits d'Hermès Trismégiste, ceux de la Kabbale, de la Bible, des Esséniens sont vulgarisés et s'offrent au plus grand nombre. Ce

Savoir secret, réservé jusqu'ici à une élite, est maintenant accessible et adaptable aux besoins du « marché ». Il est intéressant de relever que les propositions occidentales « New Age » sont identiques aux fondements de la modernité :

Modernisme	New Age
Le messianisme	Etre sauvé par l'éveil
Le travail	Le travail sur soi
Le progrès	L'évolution intérieure

> Je parlais avec un Maître de Reiki quelques mois avant 2012. Il me disait croire au calendrier Maya et m'avouait être certain de faire partie des élus car, je le cite : « avec tout ce que j'ai fait comme formations, je mérite d'être sauvé ».
>
> Un professeur de yoga me disait pratiquer cette discipline pour gagner des vies et diminuer son karma.

Les déviations « New Age » sont légion et se manifestent souvent par des personnes qui voient du sens à tout, tant parmi les patients que parmi les thérapeutes. Elles ne sortent pas sans leur gris-gris ou pierre de protection ; les lieux sont habités par des énergies souvent mauvaises ou par des entités démoniaques. Les ressentis se démultiplient et envahissent l'espace rationnel, chacun y allant de son interprétation.

Lors de séminaires pratiques, j'ai pu constater que les cas que nous traitions importaient peu ; par contre les révélations et les ressentis étaient primordiaux.

En résumé et pour reprendre le thème de ce deuxième volet :

Ma technique, *Mon* savoir, *Mes* dons, *Mes* croyances et des patients, clients, adeptes qui attendent de trouver *Leur* bonheur, *Leur* salut, *Leur* éveil.

Cette spiritualité, individualiste et négative, ne touche pas que les patients mais aussi ceux qui enseignent ces techniques. Ce type d'appréhension du monde spirituel est une copie conforme d'un modèle de développement personnel orienté vers la survalorisation personnelle. Cette déflexion de la spiritualité et du DP en général, potentialise les dangers du désir de bonheur par « toujours plus ». Dangers, car les dépendances s'accroissent, les individus se sentent libres mais de ce fait « responsables » et « coupables » de ne pas être heureux. Lassées d'elles-mêmes, angoissées et surtout seules, ces personnes développent des pathologies allant de la dépression au suicide.

Une autre réponse possible consiste à exacerber les différences : L'Autre devient celui qui y arrive, qui paraît plus heureux ; dans cet état de souffrance, l'individu se tourne vers le groupe. Il va rechercher au sein d'une communauté, une identité d'appartenance qui le valorise et le rassure. Les communautés se forment et deviennent sectaires :

> Ceux qui méditent, font du yoga, mangent bio et végétarien se soignent entre eux et sortent ensemble. Ils s'habillent de manière à ce que leur appartenance soit évidente. Leur environnement personnel se codifie par des représentations d'un univers transcendantal. Toute ingérence de la part du monde extérieur devient agression. Sous couvert de spiritualité, ce sont des stratégies d'évitement qui sont à l'œuvre de manière souterraine. Ces appartenances se muent pathologiquement en un cocon où le bonheur est cultivé de manière artificielle car conditionnel au cloisonnement, à la fermeture à l'autre. Un *Nous* qui est en fait un *Moi* travesti.

Faire abstraction de notre condition humaine relève de mécanismes de fuite. C'est bien avec ce matériau de base qu'il nous faut composer. C'est en devenant les artisans de notre humanité que nous trouverons notre place dans cet édifice global qu'est la société. La seule vérité sur laquelle nous pouvons postuler est de dire (j'ai envie de reprendre une interjection très africaine) :

« On est là ! »

Pour ce faire, nous ne sommes pas seuls, nous pouvons nous appuyer sur : l'astrologie ; la Gnose ; l'Egyptologie ; les Sciences védiques et le Chamanisme.

Ces Savoirs sont d'une richesse infinie, ils sont là pour nous guider dans ce long processus de construction intérieure. Ils n'apportent pas de clés, ni de réponses, ils sont là pour nous questionner, toujours et encore. Ces enseignements nous montrent des Lois que nous devons expérimenter afin de les faire nôtres.

Ces principes ne sont pas multiples, il y en a sept[59] :

L'Unité, La Polarité, Le Mouvement, Le Rythme

Le Genre, La Vibration, La Causalité

Il est tout à fait possible d'étudier ces Savoirs tout en gardant les pieds sur Terre ! La « Gouroutisation » relève parfois de la volonté de certaines formateurs, mais je n'en ai rencontré que peu ; ce sont surtout les élèves qui projettent ce rôle de Gourou sur les enseignants.

Ce qui suit est une parenthèse très caricaturale, je l'avoue ; elle n'a d'autre but que de vous amuser et de me faire plaisir !

Kit de survie en « zone » New Age :

Prendre avec soi :	*- Ipod* *- polar* *- sucre, sel, poivre* *- barres chocolatées ou tout autre truc qui cale*
En option :	*- une petite topette d'un grand cru*
En cas d'urgence	*-un paquet de « clopes »*

[59] Voir pour plus de détails la rubrique Kybalion p. 137.

	Programme du stage	*Commentaires*
6.30	Rendez-vous pour le yoga matinal	*cool j'adore le yoga*
7.30	P'tit déjeuner : tisane sans sucre, confiture sans sucre, lait sans lait et autres subtilités	*no comment !*
8.30	Méditation et mantras ……………..	*recool, j'adore !*
9.00	Début des activités	
13.00	Pause : Légumes sans sel, dessert sans sucre et re-tisane	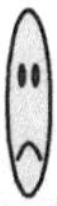
13.30	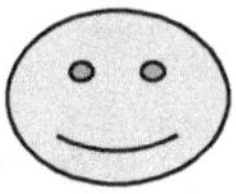	*Passage en catimini par la case « chambre » histoire de taper dans les réserves*
14.00	Méditation et mantras ……………….	*Encore ? c'est vrai qu'on n'est pas alourdi par la digestion !*
15.00	Activités du stage	
18.30		
19.30	Dîner ……………………………………	*Oups, je peux faire un copié-collé !*

20.30 *22.00*	Activités récréatives : mantras, chants Quartier libre	*Je ne dois pas avoir la même notion du mot récréative !*

Stratégie de survie

- Repérer parmi les participants celui et celle qui paraît un peu à l'ouest : pas de châle, ni gilet, ni mug. Il/elle peut s'avérer être une ressource appréciable pour une escapade au village d'à côté, pour un verre au clair de lune ou simplement pour rigoler un peu.

- Avoir téléchargé sur son IPod un bon rock endiablé, histoire de ne pas développer de l'allergie chronique aux musiques « éso-pétées ».

- Avoir une lecture surtout pas intelligente, coucou la terre !

Parce qu'il faut savoir que le ¾ des participants, même si le baromètre indique 35° ne quittent jamais leur châle ou gilet de laine !
Que pour une raison qui m'échappe, ils se baladent supportés ou accrochés à leur tisane
Qu'ils fuient le soleil comme la peste et sont tout blancs.
Qu'ils sont végétariens, végétaliens donc encore plus blancs et tout maigres.
Les gestes et les paroles sont mesurés, pesés : *où est la télécommande pour passer en mode lecture normale et augmenter le son* ?

Après cette petite escapade, revenons à nos moutons : On est là !

Ce qui singularise les personnes ayant atteint « un éveil », la Sagesse, ou toute autre forme d'ouverture de Conscience, se résume par : *Présence – Ouverture - Ecoute - Compassion.* Ces attributs confirment la capacité de ces

Maîtres à accueillir et non à fuir. Ceux qui ont rencontré le Dalaï Lama en témoignent

Toutefois, nous ne sommes pas tous les jours en présence de Maîtres. Il nous faut bien cheminer avec notre quotidien qui, à bien des égards, peine à être transcendantal ! Dès lors, deux paradigmes émergent :

1) *Une négation de « ce qui dépasse » et une culture du soin de soi.*

2) *Une ouverture à ce « qui dépasse » tout en se cloisonnant dans un univers parallèle au monde réel.*

Deux positions qui n'en sont qu'une : l'individu centré sur lui-même.

Quel que soit le postulat du sujet, la réponse thérapeutique reste la même : redonner à l'individualisme sa fonction première et sacrée. Par l'Art de la Question, le thérapeute peut cultiver les vertus de ses patients, leur faire l'éloge du vide et de l'ignorance. Soit une amorce du désir par le vide et l'arrêt de la spirale des besoins.

Les thérapies alternatives proposent des soins qui ne relèvent pas du monde du visible, d'approches mesurables ou quantifiables. Dès lors, le thérapeute peut être investi par ses patients de pouvoirs surnaturels. Dire de quelqu'un qu'il a un tempérament « feu » ne relève pas d'une vision cartésienne de l'individu. Transformer une fréquence en mots relève d'un processus échappant à la logique. Le consultant peut renoncer à son libre-arbitre et se délester de sa raison au profit de celui « qui sait ».

Dernièrement, une collègue me disait avoir été miraculeusement soignée d'un problème par un chaman. J'ai suggéré qu'une guérison implique une synergie entre la proposition du thérapeute et le patient : un problème ne disparaît que si la personne donne son accord ; peut-être pas consciemment, mais à un niveau subtil (énergétique). Surinvestir les compétences ou pouvoirs d'une personne est dangereux. Il m'est arrivé de devoir recadrer ce point avec mes patients. Des douleurs disparaissent, d'anciens problèmes s'effacent comme par magie et j'ai entendu « vous êtes une fée, une magicienne, une sorcière ». Un chaman ne s'attribuera jamais la guérison, il travaille en lien avec les Esprits de la Nature ; ces Esprits ou Lois ciblent leur action sur le potentiel d'auto-guérison des patients.

> Lorsque j'étais au Mali, une jeune femme enceinte de 6 mois m'a appelée car du liquide amniotique s'échappait de son placenta. Je me suis rendue auprès d'elle pour la soutenir dans cette épreuve. Elle avait toutes les chances de perdre son bébé, son médecin ayant refusé le rapatriement compte tenu de son état.
> Arrivée auprès d'elle, je l'ai massée puis je me suis focalisée au niveau énergétique sur son placenta ». Emue et me sentant impuissante, j'ai surtout pensé à la rassurer et la réconforter.
> Rentrée chez moi, j'ai reçu un message me disant qu'elle prenait l'avion le soir même : les écoulements s'étaient stoppés. Deux jours après, elle accouchait à Paris. Lorsqu'elle est revenue avec son bébé, elle est venue me remercier d'avoir sauvé son enfant.

Que pouvais-je lui dire si ce n'est que « Les Voies de Dieu » sont impénétrables ; nous pouvons nous trouver parfois sur la trajectoire de ce qui nous paraît être, à notre niveau, des miracles. S'en attribuer les mérites serait méconnaître les Lois et Mystères de la vie.

Les enseignants de L'Arthur's Findley Collège en Angleterre sont des spirites, chamans et guérisseurs qui, lors de formations, initient les participants à leur Art. Mon stage portait sur la guérison spirituelle ; ce fût une merveilleuse confirmation de ce que je ressentais profondément : les Forces de la Nature peuvent se manifester à travers nous, *ceci de manière naturelle et humble.*
Nos outils sont les vecteurs d'un plan énergétique supérieur qui se manifeste par notre intention et notre attention. Quand plus de cent personnes pratiquent la guérison spirituelle, dans un lieu dédié mais ouvert, cette synergie d'intention et d'attention permet d'expérimenter la Magie qui est une expansion de conscience par les sens.

Rejeter le phénomène New Age serait « jeter le bébé avec l'eau du bain » : ce mouvement se fait le relais d'enseignements sur lesquels nous pouvons nous appuyer pour effectuer notre mutation.

Toujours selon Michel Maffesoli, l'Orient a nettement moins évolué que nous en termes de modernité, mais il a avancé sans laisser derrière lui les valeurs ancestrales de l'imaginaire et des mythes.

En ce XXIème siècle, il est rassurant de voir que la conscience d'avoir laissé derrière nous ces références s'affirme. Selon certains observateurs, les trois piliers du post-modernisme s'avèrent être :

La tribu
L'initiation
La pensée progressive ou pensée sensible

Ainsi, les nouvelles générations font un retour à ces valeurs laissées de côté par le modernisme. L'ancien monde doit céder sa place. Mourir n'étant guère agréable, ceux qui s'en revendiquent s'accroche à leurs convictions. Le nouveau monde se profilant de manière vague et floue, il est encore difficile de le cerner et de le définir. Néanmoins, le New Age, le Développement personnel, tels que vécus jusqu'ici, sont obsolètes ; ils n'ont plus lieu d'être au regard de ce futur en devenir.

Ceux qui nous consultent n'ont pas forcément conscience de cette évolution et désirent rester dans les mêmes schémas. Quant à ceux qui s'inscrivent dans cette mutation, il s'avère que nous ne savons pas encore comme les accompagner et les soutenir dans leur démarche.

Il nous faut donc accepter cette polarité inconfortable, en vivre les douloureuses « contractions » qui ne sont que les prémices d'une renaissance nécessaire et vivifiante du rôle de thérapeute.

Chapitre IIII

Le Réanchantement

L'Air du Temps

« Les choses abstraites ou trop élevées pour moi ne m'ennuient pas à entendre; j'y trouve un enchantement presque musical. »
Paul Valéry

L'Air du Temps n'est plus le même ; résumer l'individualisme à une définition positive ou négative serait réducteur et peu porteur. Par contre, s'adapter à ces temps nouveaux nécessite une réflexion sur le rôle que peuvent tenir les thérapeutes en ce XXIème siècle. Il s'agit pour eux d'être capables de rompre avec un passé et d'être aptes à s'ouvrir aux paradigmes actuels.

En observant notre époque, il s'avère que les jeunes d'aujourd'hui passent un temps considérable de leur vie à être des Héros aux pouvoirs virtuels extraordinaires. Les Eléments, les Lois de l'Univers ressurgissent des récits mythiques, et s'actualisent sur tous les supports actuels.

> Selon la symbolique Compagnonnique, le Bateleur est un artisan. Grâce à la maîtrise de ses outils, il construit son édifice intérieur et devient un Bâtisseur. Une devise franc-maçonnique affirme que l'initié doit « être » ses outils, représentés dans les Loges par le compas et l'équerre.

La lutte du Bien et du Mal occulte nos écrans dans de super productions comme le Seigneur des Anneaux, la Guerre des Etoiles, Star Treck et plus subtilement avec Games of Thrones. Un employé lambda peut créer un avatar qui le sublime, selon ses propres représentations. Les tribus virtuelles sont des groupes d'échanges ; l'individu émerge de l'identification à son statut social et incarne, auprès de son cercle, une identité choisie et valorisante.

Frédéric Vincent[60] et Michel Maffesoli, plutôt que d'y voir une déviation, y décèlent un désir farouche de ré-enchantement du monde par le retour du groupe et des mythes.

Ce monde virtuel tisse une » toile » entre les mythologies antiques et un présent futuriste. Les avatars sont des héros modernes qui voyagent dans le temps et se ressourcent aux fontaines des croyances ancestrales. Les loups garous et vampires n'inspirent plus la terreur ; ils incarnent plutôt les valeurs positives de notre civilisation en luttant contre l'obscurantisme ambiant.

Nous retrouvons le Panthéon grec : ses rois et reines de la foudre, de l'eau et du feu. Ils concourent tous à sauver le monde et le font en dépassant leur condition humaine, révélant ainsi leur part divine. Par ces figures modernes, nous nageons dans les eaux d'un symbolisme archétypal qui retrouve la place qui est la sienne : favoriser notre croissance, guider nos pas sur le chemin de notre « Dédale [61]» intérieur.

Ces représentations, lovées dans notre mémoire et nos inconscients, s'autorisent à sortir des brumes de l'oubli, de la négation et des théories psychanalytiques. Elles sont anarchiques, désordonnées, abusives et représentent un danger palpable. De nombreux articles attirent notre attention sur les méfaits des jeux vidéo. Les fictions telles que *« Twilight» ou « Hunger Games »,* sont plébiscitées par le public et délaissées par les critiques de cinéma. Les drames du cinéma-réalité sont boudés au profit d'histoires magiques qui réveillent les héros qui sommeillent en nous. Des contes qui nous redonnent des ailes afin de « voler au-dessus de ce nid de coucou[62] » !

La société moderne se dirige vers la postmodernité dont la définition n'est pas encore très claire pour les penseurs actuels.

[60] Frédéric Vincent auteur du Ré-enchantement initiatique du Monde/ Editions Detrad

[61] Dédale est considéré comme un Maître par les Compagnons et les Francs-Maçons

[62] Vol au-dessus d'un nid de coucou est un film américain de Miloš Forman sorti en 1975. Il a reçu les cinq principaux Oscars du cinéma dont celui du meilleur film. Wikipédia

La Dresse. Mary Klages [63] de l'Université du Colorado propose un aperçu des enjeux de celle-ci, j'en résume ici quelques axes :

- Le savoir doit être utile, pouvoir se distribuer et être emmagasiné.
- La notion « d'original » disparaît au profit de copies (simulacres).
- Le slogan de la politique postmoderne semble être : pense globalement, agis localement.
- Pas de grand projet ou de plan-maître.
- Si les points susmentionnés ne sont pas présents, le savoir ne sera pas validé.

Le cerveau de l'homme évolue et cela a un impact sur notre façon de nous impliquer dans la réalité mais surtout sur notre manière de l'expérimenter.

Ceci paraît être corroboré par certains pédopsychiatres qui nous préviennent que les enfants d'aujourd'hui apprennent de manière totalement différente. Selon eux, ils appréhendent la réalité de manière large et peu précise, contrairement aux enfants d'il y a vingt ans qui avaient une préhension rétrécie mais plus pointue. Par le passé, il fallait élever ces enfants vers une vision moins cartésienne, alors qu'aujourd'hui, il faut favoriser leur enracinement. Ils perçoivent leur environnement à travers le prisme de l'imaginaire et synthétisent les informations intuitivement et non plus rationnellement.

Nous avons donc affaire à une mutation de société qui n'est pas exogène mais la conséquence de changements qui s'effectuent à l'intérieur de notre cerveau. La Créativité n'est plus le fait des seuls artistes, elle devient une ressource individuelle, chacun étant libre de construire son identité et son apparence. L'environnement est « tagué », « vintage » ; la musique classique remastérisée ; les codes explosent et décloisonnent les « sacro-saints » temples de la Mode et de l'Art.

---

[63] Dr Mary Klages, *Associate Professor, English Department, University of Colorado, Boulder :* http://psythere.free.fr//postmoderne.htm

Dessinez un individu avec la barbe de Socrate, des tatouages Maori, un pagne romain, une coiffure à la Viking et des chaussures à la Indiana Jones ; vous verrez apparaître l'être hybride à la Une des magazines de mode ; un modèle désorganisé auquel s'identifie les « post-moderne ».

Sacrilège, superficialité ou une incroyable énergie juvénile qui veut « jouer », « imaginer », « créer ». Le retour sur le devant de la scène de notre Bateleur revivifié, prêt à fertiliser la réalité de son énergie libidinale.

L'enjeu pour les thérapeutes est d'être présents sur ce nouvel échiquier. Ce défi a vite été relevé et le marché du Développement personnel propose :

- Des psychothérapies et du Coaching par Skype
- Des consultations et tirages de Tarot ou Numérologie en ligne
- Des vidéos gratuites ou à prix-réduits
- Des « salles » de conférences avec une inter-réaction par « chat » avec les intervenants

Une nouvelle ère s'ouvre à nous. Il s'agit toutefois de ne pas y perdre son âme, car sur le Web :

- Il faut « accrocher » si l'on veut être vu ou lu
- Dire en deux mots ce qui nécessiterait une phrase
- Proposer la gratuité des services
- Convaincre les internautes de passer du service gratuit au payant

Des milliers de personnes peuvent consulter un site et s'y documenter. Le DP n'est plus réservé à une élite, les techniques et approches qui étaient jusqu'ici confinées dans des cabinets sont accessibles à tous.

Cela semble extrêmement positif et démocratique ; cependant une dérive économique menace cette évolution en la réduisant à « un produit » de consommation. Les « clients » restent appâtés par des mots-clés comme le bonheur, la réussite financière, amoureuse ou personnelle.

Force est de constater que certains ont récupéré ce qui est dans l'Air du temps et l'exploitent selon les modalités bien connues du profit, quitte à prendre certains raccourcis quant au fondement des développements proposés. D'autres gardent le cap. Une Ecole des Héros et des « Bâtisseurs de Cathédrales » est en ligne grâce à Jean-Luc de Wachter qui propose le dépassement de soi et l'Agir Majuscule. Cette ambition rejoint mon travail et ma conception de la relation humaniste.

Selon la Dresse Mary Klages, ce qui est appris doit pouvoir s'actualiser dans le quotidien. Nous avons vu qu'une des réponses possible à cette attente est de proposer commercialement un produit standard.

- Est-ce vraiment comme cela qu'il faut aborder cette demande ?
- Le désir d'avoir un présent qualitatif induit-il une immédiateté des résultats ?
- N'est-ce pas imposer une vision périmée et réductrice des réelles aspirations des individus ?

Dans un livre[64] sur la rencontre de Rabbins avec le Dalaï Lama en 1990, l'auteur explique le clivage douloureux entre les juifs orthodoxes garants du passé et les Rabbins souhaitant moderniser le judaïsme afin de le rendre compatible à la société américaine,

La profonde mutation de notre société actuelle, ce moment charnière entre modernisme et post-modernisme, peut s'apparenter à ce dilemme rencontré par la communauté juive. Les jeunes générations ont une appétence pour l'archaïque. Elles recherchent leurs racines dans les mythes et légendes qu'elles s'approprient et façonnent à leur manière, ce qui peut être perçu par les conservateurs comme étant des actes sacrilèges.

Faut-il y voir une dénaturation des valeurs traditionnelles ou une merveilleuse opportunité de « création » d'une société encore inconnue mais en phase avec l'Air du Temps ? Les récits mythiques participent à l'évolution personnelle. Les jeunes s'y initient et partagent avec leur groupe de prédilection un « être ensemble » à contre-courant de l'individualisme ambiant.

---

[64] « Le Juif dans le Lotus » est un ouvrage de Rodger Kamenetz

Dans « Le Juif dans le Lotus », un participant redécouvre sa foi et sa religion en les partageant avec ceux d'autres confessions.

Offrir un « produit standardisé » dénature l'âme thérapeutique. Par contre, participer à ce formidable élan de créativité qui anime la jeunesse peut la vivifier et l'enrichir. Etre thérapeute au XXIème siècle n'existe pas encore vraiment ; il s'agit de mourir à l'ancien, d'être prêt à ce que le fruit mûr tombe de sa branche et soit le germe d'un nouvel arbre.

Les valeurs de ce post-modernisme ont été la quête, la joie et la croix de bien des personnes en quête de sens et d'Idéal. Se revendiquer de l'imaginaire, des mythes et de la pensée sensible a alimenté quelques bûchers réels et symboliques. Cependant, le fil d'Ariane, tissé par des êtres de foi, ne s'est pas rompu et nous pouvons le suivre afin de sortir du labyrinthe du passé.

> Ariane, fille d'Egée, roi d'Athènes, trahit son père par amour pour Thésée. Afin de protéger Ariane des foudres de son père, Thésée repart seul à Athènes. Le roi Egée, attendant la barque devant ramener le couple, tombe dans la mer et se noie. Thésée devient Roi, un monarque réformateur et unificateur.

Ce mythe suggère qu'une fois sorti du labyrinthe nous aurons à affronter la dure réalité des Héros. Thésée et Ariane auraient pu couler des jours heureux sur une île lointaine. Cependant, Thésée renonce à l'amour personnel et affronte son destin qui le pousse vers Athènes ; Ariane trahit son père par amour et perd Thésée. Cette tragédie nous enseigne qu'évoluer demande du renoncement. L'avènement d'un temps nouveau n'est possible qu'en rompant avec ce qui relève du passé.

Mon travail est de soutenir mes patients dans ce processus vie-mort-vie que nous retrouvons au niveau spirituel, mental, émotionnel et physique. Nous sommes cette tragédie grecque qui, à chaque instant de notre existence, nous laisse le choix entre nous engager ou subir.

Les valeurs du post-modernisme permettront aux thérapeutes d'aborder les problèmes humains de manière plus libre. Ils pourront exprimer de manière transparente les liens entre Traditions et Modernité. Certains principes sont immuables quant à la forme qu'ils peuvent prendre. Le défi actuel est de laisser libre-cours à la Créativité, tout en plaçant notre confiance et notre amour inconditionnels en ces nouvelles générations.

Les jeunes veulent faire de leur vie un « Chef d'œuvre » ; ils ne veulent plus d'un « demain sera meilleur » mais revendiquent « un aujourd'hui » épanouissant, et *Vous* ?

I HAVE A DREAM[65] et VOUS ?

MON REVE PERSONNEL :

....

....

....

....

....

....

....

....

....

....

....

....

....

....

....

....

....mais encore ....

....

....

....

....

....

....

....

....

....

....

....

....puis.........

[65] I have a dream (j'ai un rêve) est une phrase célèbre de Martin Luther King

MON PROJET pour le monde dans lequel je rêve de vivre

……………………………………………………………………………
……………………………………………………………………………
……………………………………………………………………………
……………………………………………………………………………
……………………………………………………………………………
……………………………………………………………………………
……………………………………………………………………………
……………………………………………………………………………
……………………………………………………………………………
……………………………………………………………………………
……………………………………………………………………………
……………………………………………………………………………
……………………………………………………………………………
……………………………………………………………………………
……………………………………………………………………………
……………………………………………………………………………
……………………………………………………………………………
……………………………………………………………………………
……………………………………………………………………………
……………………………………………………………………………
……………………………………………………………………………
……………………………………………………………………………
……………………………………………………………………………
……………………………………………………………………………
……………………………………………………………………………
……………………………………………………………………………
……………………………………………………………………………
……………………………………………………………………………
……………………………………………………………………………
…………………………………………………………………et surtout…

MON AGENDA

Ce jour, .. /.. /....

Je m'engage à poser des actes qui concrétiseront mon projet

Acte 1

....

....

....

....

....

....

....

....

....

....

....

....

....

....

Acte 2

....

....

....

....

....

Etc...

....

....

....

....

....

....

....

....

....Ceci n'est pas la fin mais bien un début

ANNEXES

Etudes des 7 Lois de L'Univers

Selon

Le Kybalion

Une Etude sur la Philosophie hermétique de l'ancienne Egypte et de l'ancienne Grèce

Texte écrit par trois initiés

J'ai rencontré ce texte il y a fort longtemps et ne cesse de m'y référer afin d'y puiser la Sagesse et les enseignements qui me paraissent être fondateurs de mon travail.
Je ne peux que conseiller à toute personne de se le procurer car il s'avère être un compagnon de route fort utile et inspirant.
Loin de moi l'idée d'en résumer la teneur, mais j'ai voulu, dans les pages qui suivent, partager les grandes lignes des 7 principes décrits par ces Trois Initiés et démontrer comment je les transpose dans mon travail.

Les fondements de tout Développement personnel

Le Principe du Mentalisme

Le Principe de Correspondance

Le Principe de Vibration

Le Principe de Polarité

Le Principe de Rythme

Le Principe de Cause et d'Effet

Le Principe de Genre

Dans toutes les propositions de DP et quelle que soit la technique utilisée, celle-ci devrait reposer sur ces principes universels et immuables.

Le Principe du Mentalisme

Le Tout est Esprit

L'Univers est mental

Ce principe est le plus difficile à comprendre.
Il s'agit d'abord de pouvoir faire une différence entre ce qu'est l'Esprit et ce que nous appelons le Mental.

Je pense = mental

Je sais que je pense = l'Esprit

La méditation permet de faire l'expérience de ces deux états. Le méditant accède à un état qui lui permet de contempler le flux de ses pensées ; il expérimente le détachement et non l'arrêt du mental. Ce procédé méditatif permet à L'Esprit-Conscient de se dissocier du mental et de la matière (corps). Il est notre Observateur intérieur que nous ne pouvons pas observer ni changer.
Selon Descartes : « *cet Esprit-Conscience maintient l'existence du sujet en tant qu'objet ayant des caractéristiques mentales* ».

« Ne penser à rien »
confirme bien
l'absence d'un objet mental

Il est impossible de faire de même pour la conscience, elle ne peut être définie comme *un objet conscient d'être conscient*. Le Tout est Esprit signifie, à la lumière de ce qui précède, que notre Conscience est Une : nous sommes certains d'en avoir une sans pouvoir la décrire ou en expliquer la provenance.
L'Esprit apporte à nos perceptions du discernement, de l'objectivité et du détachement. Sa lumière ne peut rayonner que si nos représentations se détachent de notre mental qui lui redonne ainsi, la place qui est la sienne.

Schéma de l'Esprit et du mental séparés

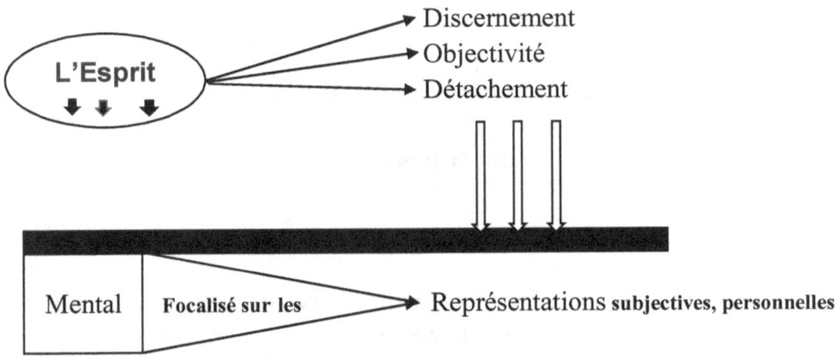

Schéma de l'Esprit et du mental reliés

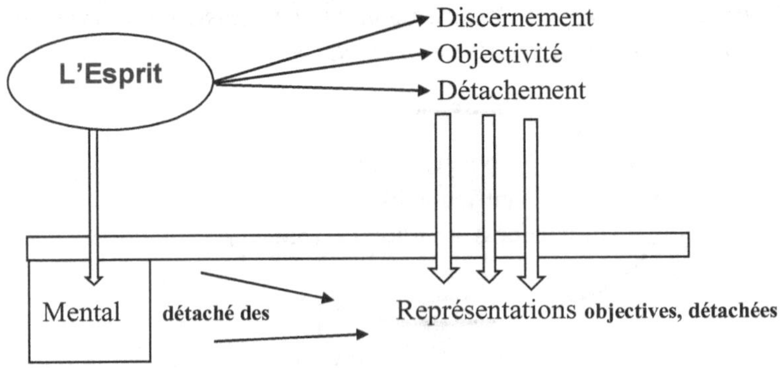

Il est fréquent de se réveiller plein d'enthousiasme et de se réjouir des bruits de la vie autour de nous. Il suffit d'une contrariété pour que nos sens ne perçoivent plus que les klaxons et les bruits agressants de notre environnement.

L'Esprit enfante le mental qui lui-même engendre les émotions

Le mental crée des émotions qui vont envahir et occulter les pouvoirs de l'Esprit. D'acteur principal, il se verra renvoyé dans les coulisses de notre conscience. Le sujet sera dès lors sous le joug de la subjectivité et de l'affect qui ont comme vocation de générer des expériences du monde matériel. Voici un exemple de ce processus.

<u>Action – Réaction au niveau concret</u>
Je reçois un courrier de licenciement inattendu.
J'y réponds vertement !

<u>Action – Réaction au niveau émotionnel</u>
Par retour de courrier, mon patron me stipule que je n'ai pas à revenir au travail.
Je contacte un avocat ; je parle de cette affaire à tous mes proches !

<u>Action – Réaction au niveau mental</u>
Mes arguments et ceux de mon patron vont s'affronter sur la scène juridique.

<u>Action sous l'influence de l'Esprit</u>
Dès réception du courrier de licenciement, je prends contact avec le responsable du personnel afin d'en connaître les motifs.
Si ceux-ci me paraissent abusifs ou illégaux, je prends la décision de me renseigner sur mes droits avant de m'avancer plus avant dans les discussions.
Je réponds ensuite de manière factuelle à la lettre : je fais état de mes prérogatives ; de mon éventuel désir de rester dans cette entreprise ou de mon accord quant à leur décision.

Si un différend se concrétise, il sera vécu de manière différente : l'impact émotionnel sera réduit, les relations seront éventuellement préservées ; les chances d'être entendu démultipliées.

Pour la physique quantique : l'univers et toutes les lois de la nature naissent d'un champ unifié d'énergie, en une suite d'étapes cohérentes et ordonnées. Il est impossible de « voir » ce cheminement. Par contre à partir de nos actes, nous pouvons remonter cette chaîne et y appliquer les Lois de l'Esprit.

Les Sciences Védiques attribuent l'émergence de la création et de toutes les impulsions de la conscience à un océan infini de pure conscience, en une séquence très spécifique. Ces textes décrivent le domaine de la « conscience pure » en des termes qui rappellent ceux utilisés par les physiciens pour parler du Champ Unifié :

> " Nul ne peut le voir car il est au-delà de la pensée. Il est sans cause et sans partie. Il est inchangeant, omniprésent, plus fin que le plus fin. Il est éternel, et le sage sait qu'il est, en fait, la source de toute existence. La création entière en émerge et y revient sans cesse." [66]

L'apparition des lois physiques va se faire selon un « consensus » entre les particules, à savoir comment elles vont se comporter entre elles :

La Gravitation	Le rapprochement de particules
Les forces nucléaires fortes et faibles	La proximité produisant de l'énergie
L'Electromagnétisme	Le langage des particules

Jean E. Charon[67] indique que si les particules ont créés ces lois et qu'elles y obéissent, elles ont néanmoins la capacité de les interpréter car elles sont dotées de propriétés de mémoire et de liberté

---

[66] source/institut maharishi/toulouse

[67] Jean Émile Charon, né le 25 février 1920 et mort en juin 1998, était physicien et philosophe. (Wikipédia)

Que pouvons-nous en déduire à notre niveau : *nous sommes sous l'influence d'un certain déterminisme issu des lois de l'Univers, ce que Jean E. Charon appelle des « invariantes ».*

Tout processus de création débute par le Désir. Il faut comprendre celui-ci comment étant *le Désir de l'Un de faire l'expérience de lui-même.* Nous avons vu que l'observateur ne peut s'observer.

Le Tout va dans un premier temps se dupliquer en créant un miroir de l'Un qui est le germe de la création de l'univers matériel.

Le Un ne peut toujours pas s'expérimenter lui-même. Le Deux, étant un miroir, ne lui renvoie que sa propre image.

Il va falloir que ce Deux engendre le Trois, la Sainte Trinité pour que le processus d'expérimentation puisse aboutir.

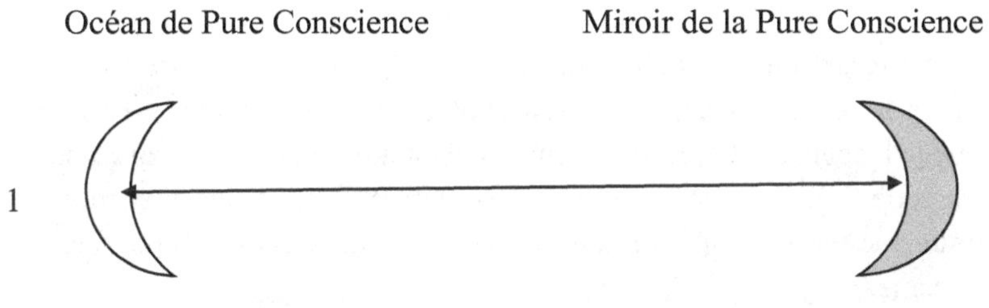

Le Désir**, le rapprochement des particules**

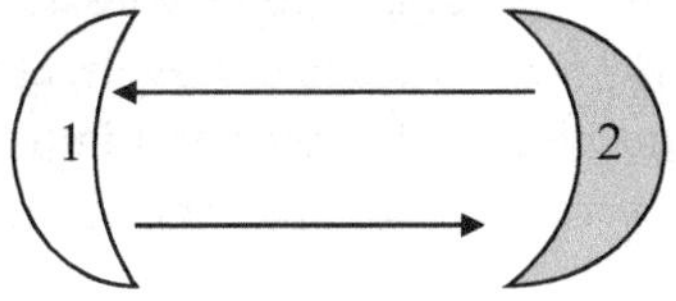

Le Début de la Création, **l'énergie produite par le rapprochement et le langage des particules (le 3)**

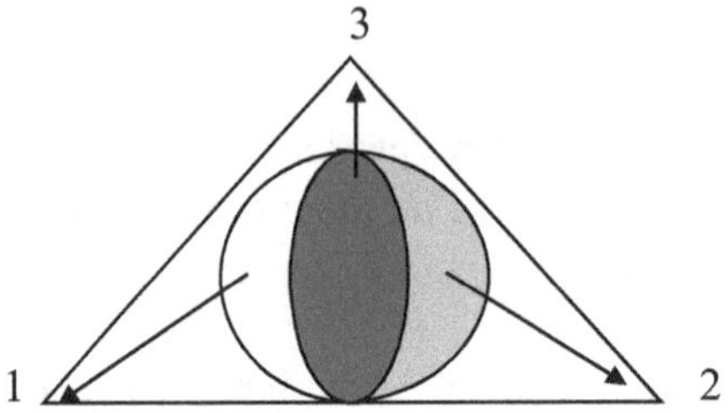

Toute construction humaine obéit à ce schéma dit des « invariantes » : construire la maison de ses rêves (désir) nécessite d'en faire le plan (miroir) puis vient la maquette (3) et enfin les matériaux (multiplicité) pour la construction.

Toute construction humaine peut jouir de liberté et d'interprétation : le propriétaire entre dans sa maison, libre à lui d'aménager et de décorer son espace comme bon lui semble.

Cet habitat sera soumis à des lois qui ne relèvent pas de sa structure : le soleil, la pluie et le temps influenceront son évolution et sa durabilité. Au même titre que le locataire, l'Esprit de l'Univers obéit aux Lois, les interprète selon une logique qui lui est propre. Nous sommes donc en présence de déterminisme et de liberté tant au niveau du macrocosme que du microcosme.

La création matérielle, perceptible par nos sens, résulte d'un champ infini de variantes et de possibilités. Ce champ vibre à une telle vitesse, à des fréquences tellement hautes, que nous ne pouvons pas le percevoir, et nul ne sait d'où il vient. L'imagerie cérébrale permet de mesurer l'impact des fréquences mentales sur les zones du cerveau et non les fréquences elles-mêmes.

Selon le Kybalion, le Tout, l'Esprit « est » l'Intelligence Vivante Infinie, nous en vivons la manifestation avec l'Intelligence Vivante finie.

Ce que les physiciens, les hermétistes et les thérapeutes appellent Lois sont cette suite d'étapes cohérentes et ordonnées en sept principes. « Tout est Esprit » signifie que tout l'univers créé vient de ce champ unifié, toute particule de matière est simultanément onde et matière. Vouloir se revendiquer de l'un ou de l'autre, séparer le matériel de l'immatériel perd de fait tout son sens.

La difficulté pour l'être humain de conceptualiser son rapport au macrocosme ne date pas d'aujourd'hui, l'histoire du christianisme nous le prouve : pendant plus de quatre siècles, les différents courants chrétiens se sont déchirés, voir entretués quant à un point précis : *la nature de Jésus en tant que fils de Dieu et fils de l'homme.*[68] A-t-il été engendré ? Est-il Dieu ? Est-il issu de ?

Etant divisé, le monde chrétien n'offrait que peu de résistance aux envahisseurs ottomans. Afin de réunifier les Chrétiens, Constantin Ier réunit les évêques de l'époque qui s'insurgeaient contre l'Arianisme[69]. Les pères du premier concile de Nicée en 325, optèrent pour le concept de consubstantialité : *l'unité de substance et d'identité de substance tant pour Jésus que pour le St-Esprit.* « Une définition juste pour rire, histoire de voir si vous comprenez mieux que moi ; son sens m'échappe quelque peu !»
Les questions des premiers siècles sont encore d'actualité et alimentent les débats scientifiques et théologiques. Qui sommes-nous, d'où venons-nous et où allons-nous demeure l'énigme ultime.

Vu sous cet angle, l'origine de la matière, de l'homme et de la vie restent nébuleux. Etudier le principe du mentalisme permet de s'extraire des limbes du Jardin d'Eden, il replace l'individu dans son axe de responsabilité et non de culpabilité.

---

[68] Frédéric Lenoir, Comment Jésus est-il devenu Dieu

[69] Arianisme : théorie qui soutient que Jésus est une créature car ne pouvant être de la même substance que le Père.

L'intérêt ce principe en thérapie

L'Esprit-Observateur traite les problèmes d'amalgames entre ressentis et réalité ainsi que les auto-identifications à des événements.

Il facilite le développement de l'ouverture à l'autre. Seul nous ne pouvons pas faire l'expérience de nous-même.

Créer du lien revient à donner du sens à sa vie et à ses actes. La conscience de la relation entre micro et macrocosme, entre intérieur et extérieur, entre soi et l'autre donne la liberté d'interpréter sa vie dans le respect d'autrui et de l'environnement.

Le principe de correspondance

« Tout ce qui est en Haut est en Bas »

Le principe précédent nous a permis de mettre en évidence qu'après le Désir de l'Un vient l'instant du reflet, du stade miroir.

Selon la mythologie grecque, au commencement était le Chaos. Gaïa et Ouranos qui est son fils et son époux, engendrent une multitude, dont Cronos le titan.

Nous retrouvons dans cet extrait les principes décrits : Chaos incarne le Tout ou l'Unité. Gaïa, la mère primordiale contient le germe de l'Un, elle en est le miroir. Ouranos rompt ce stade : en tant que fils, il est le germe manifesté et en tant que père celui qui assure la descendance.

Les lois qui régissent la création de l'univers procèdent du champ unifié. Il y a donc toujours un rapport entre les phénomènes (l'Etre, la Vie) et le Premier Principe.

L'homme parle de la Jérusalem Céleste, ce lieu où les enfants de Dieu pourront vivre leur éternité et de l'Adam Kadmon[70]*, cet homme primordial d'avant la Chute du Jardin d'Eden.*

Une représentation symbolique de ce monde d'en Haut s'exprime par les vœux de l'homme à fusionner ou rejoindre l'Unité avec Dieu, le Paradis, le monde des Anges.

Notre mental, notre corps obéissent à des lois précises et cohérentes. La matière n'est pas anarchique, elle est structurée, rythmée et cyclique. Ces rythmes et cycles se retrouvent dans les saisons, dans les cycles de la Terre, des planètes et des êtres vivants. Nous pouvons imaginer qu'ils régissent les univers que nous ne connaissons pas.

---

[70] L'Adam Kadmon (homme primordial) à l'image de Dieu.

Les fréquences diffèrent de l'infiniment grand à l'infiniment petit, mais les Lois demeurent. Chaque règne, chaque plan, chaque organe, chaque atome a sa propre vibration qui n'est pourtant pas dissociée de la Source. Le plan matériel représente une interprétation d'un plan vibratoire supérieur.

> La médecine ayurvédique utilise cette différentiation fondamentale : afin d'équilibrer une pathologie de type « air » comme le stress, le thérapeute va proposer un soin « terre » comme un massage à l'huile de sésame chaude.

En thérapie

Ce principe travaille sur les conditionnements et croyances porteuses ou limitantes. Ce qui est en Haut a une connotation spirituelle ou de pouvoir alors que le Bas entre en résonnance avec les instincts et l'abaissement.

Ce principe suggère un questionnement fort pertinent *sur notre difficulté personnelle et humaine à incarner en Bas ce monde d'en Haut*. Nous admirons la perfection de la Nature et doutons que l'homme puisse s'y insérer. Nous nous percevons comme étant délié de l'Unité, chassé du Paradis, tenus de faire amende honorable afin d'y retourner après notre mort. Le pendant inverse tend à nier le Haut ; il surinvestit le monde matériel qui devient le but et la finalité.

Ce principe de correspondance est un formidable moteur. Il initie la recherche personnelle sur nos origines et notre histoire. Une merveilleuse opportunité de nous mettre en relation avec la manifestation des Lois en nous et autour de nous.

Ce principe suscite une énergie « révolutionnaire ». L'être ne reste pas en germe dans le ventre de la création, il naît et joue sa partition. Il peut faire sien le Désir de l'Un puis laisser son Esprit épouser la déraison qui le poussera sur le chemin des Bâtisseurs de Cathédrales. Ces hommes qui ont défiés les Lois de la gravitation et de la pesanteur et fait de leur vie un Chef d'œuvre. Un Agir pour que le Paradis soit sur Terre et non seulement céleste.

Le monde d'en Bas n'est ni une faute ni une fatalité. L'étude de ce principe permet à notre psychisme, empoisonné par la culpabilité distillée par la culture judéo-chrétienne, de se réunifier. « Le Bas » sera perçu comme une assise à toute manifestation. Une base à partir de laquelle les dualités et oppositions intérieures et extérieures deviennent un moteur d'évolution.

Le principe de vibration

« Rien ne repose, tout remue, tout vibre »

Vibrer et remuer sont des termes accessibles à notre mental, ils sont synonymes de la vie physique telle que nous la percevons.

Selon la physique quantique : la matière est simultanément onde-énergie et matière.

Voir de la vie dans toute matière s'avère être, pour les esprits cartésiens, une hérésie : une pierre, du métal dont les mouvements et la vibration ne sont pas perceptibles à nos sens, sont considérés comme objets inanimés, dépourvus de vie. Pourtant les bienfaits de la lithothérapie [71] sont mesurables par l'impact de l'énergie des pierres sur notre être.

La vie psychique valide la théorie quantique : l'objet mental est fait d'une matière trop subtile pour être mesurée. Pourtant ses vibrations et ses mouvements ont un impact sur le fonctionnement physiologique du cerveau. Une parole malheureuse induit un dérèglement physiologique, psychologique, émotionnel et spirituel. La manière de dire, la fréquence utilisée pour verbaliser est tout aussi importante que le sens des mots ; elle est le relais de l'intention.

Les deux premiers principes stipulent que notre corps obéit à des Lois qui sont une modélisation d'un plan vibratoire supérieur : nos organes ont une fonction organique, spirituelle et une symbolique.

Le foie épure le sang de ses toxines, il est symboliquement le siège de la colère (toxine) et une manifestation de l'énergie de décision, de croissance et d'organisation.

[71] Lithothérapie : thérapie par les pierres

Nous ressentons l'énergie produite par la colère, la frustration, la joie et la paix. Ainsi, il est courant d'entendre, « cette personne a une mauvaise énergie » ou « quelle belle personne ! Son énergie me fait du bien ». Nos antennes intérieures détectent très clairement ces états énergétiques qui nous mettent en relation avec les vibrations et mouvements que provoquent nos différents états. De manière intuitive, notre cerveau interprète les signaux émis par le corps. Tous nos sens sont sollicités, l'odorat, la vue, l'ouïe et bien entendu le toucher. Le goût est à mettre entre parenthèse !

En thérapie
Ce principe permet de travailler sur le mouvement et la vibration. Différentes approches permettent aux consultants de se reconnecter avec le Mouvement Respiratoire Primaire (MRP) : chaque fonction porte en elle un mouvement, une vibration et une énergie équilibrée que le thérapeute peut stimuler.

Ce principe actualise le cycle vie-mort-vie : rien n'est éternel. La victimisation, le fatalisme sont les émotions rencontrées lors de problèmes avec le principe de vibration. Il est difficile pour certains d'accepter que le bonheur, la réussite soient des états non définitifs. Par contre si l'on est dans un état de détachement, l'impermanence sera vécue moins douloureusement. Il s'agit de travailler sur les résistances aux changements, aux rythmes et cycles de la vie.

Ce principe met en évidence les peurs de l'inconnu, les désirs d'être rassurés en permanence. Le travail consiste à restaurer l'équilibre de ce principe, en tant que fondation essentielle à toute évolution, à toute vie. Sans cet équilibre, les pathologies autodestructrices peuvent insidieusement faire leur nid.

Toute personne désirant faire un travail sur elle-même devrait le commencer par une consultation avec un thérapeute qui s'assurera du bon fonctionnement de son niveau vibratoire. Faire un travail, quel qu'il soit, représente toujours une dépense d'énergie ; il faut donc avoir une certaine mise de départ afin de pouvoir vraiment optimiser une démarche d'introspection. Sans celle-ci, il serait souhaitable de privilégier les thérapies restauratrices du capital énergétique.

Le capital énergétique :

André Bovis dans les années 1930 a créé une méthode de calcul des radiations émises par « le vivant ». Elle est connue sous le nom « d'échelle de Bovis et sa mesure, l'Angström ». Sa réflexion portait sur la déperdition d'énergie d'un aliment entre le moment de la récolte et sa consommation. Cet étalonnage énergétique est principalement utilisé par les thérapeutes et les géobiologistes afin de déterminer le niveau vibratoire d'une personne ou d'un lieu.

Selon André Bovis et les expériences menées par les utilisateurs :

De 6500 à 10'000 Angströms : l'énergie vitale est bonne, voire excellente ou trop forte.

Entre 5000 et 6500 Angströms : l'énergie vitale est faible, les pathologies de la sphère ORL sont privilégiées.

En-dessous de 5000 : l'énergie vitale involue, les maladies seront de type auto-immunes.[72]

Entamer une thérapie de développement avec un niveau vibratoire en-dessous de 5000 est un contre-sens. L'énergie étant involutive, les informations seront traitées de mani. L'acte thérapeutique indispensable est de sortir le patient de cette spirale énergétique mortifère et lui assurer un niveau pérenne avoisinant les 6500 Angstöms.

---

[72] Maladie auto immune : le système immunitaire combat ses propres cellules car il les considère à tort comme des ennemis.

Le Principe de Polarité

La polarité suggère une opposition entre deux principes que tout paraît séparer :

« Le chaud et le froid, le bien et le mal, la thèse et l'antithèse »

« Pourtant le chaud et le froid procèdent d'un même objet : la température »

Seule la différence de degrés les sépare et nul ne peut dire quand le froid et le chaud commencent ou finissent.

Jusqu'ici ce principe est simple : nous avons le soleil, la pluie, un baromètre, une grenouille et même l'échelle « piquée » au chapitre précédent !

Les pôles induisent la notion de 2 ; dans le premier chapitre, nous avons vu que ce nombre est le miroir du Un. *Le reflet du 1 obéit aux propriétés d'un miroir, il est inversé : c'est la naissance de la polarité.*

Une graine de tournesol (le 2) porte en elle le programme (le 1) de cette fleur qui s'élance vers le soleil. Plantée en terre, elle va devoir s'enraciner, germer, avant d'entamer sa lente ascension vers le ciel. La plante est donc polarisée par une énergie qui l'enracine vers le bas et une autre qui la propulse vers le haut.

Ce principe de Polarité :

Appliqué à la sphère physique, enseigne qu'un état de bien-être est un état d'être qui a progressé. *L'objet qui les réunit est l'état de santé.*

Appliqué à la sphère des émotions, il enseigne que des sentiments opposés procèdent d'un sentiment unique : la haine est un degré d'amour. *L'objet qui les réunit est le lien sentimental.*

Appliqué à la sphère du mental, il enseigne qu'une représentation de la haine n'est en fait qu'une représentation d'un degré d'amour. *L'objet qui les réunit est la représentation que l'on a du lien sentimental.*

Appliqué à la sphère spirituelle, il enseigne qu'une aspiration à l'amour représente une aspiration à faire évoluer la haine. *L'objet qui les réunit est l'aspiration ou le désir de faire évoluer le lien sentimental.*

Ce qui précède nous apprend deux choses :

- Une tristesse se résorbera par la joie qui est son opposé. Elle ne pourra pas l'être par une émotion n'appartenant ni à sa polarité, ni à son objet unique.

- Une tristesse ne sera permanente que si les autres principes ne jouent pas leur rôle. Car le germe de la joie est présent dans la tristesse. Par le mouvement, le rythme et la vibration, les contraires ne s'opposent plus mais interagissent.

Rencontrer ce principe de Polarité confronte l'individu à ses propres pulsions. Celles-ci se distinguent de trois manières :

Les pulsions de conservation, de ce fait liées au cerveau reptilien
Les pulsions sexuelles, ou libidinales, en relation avec le cerveau limbique
Les pulsions de mort qui s'opposent aux deux précédentes qui elles favorisent la vie.

Le but de la conservation est d'assurer la survie.
Le but des pulsions sexuelles est d'assouvir la quête du plaisir.
Le but des pulsions de mort est de s'opposer à la vie par la destruction.

L'individu va user de moyen pour atteindre son objectif :

La survie peut être assurée par la fuite, par la quête de nourriture.
Le plaisir peut être assouvit par la sexualité, ou par toutes autres formes de jouissances.

La destruction s'exprime par la violence, l'agressivité contre les autres ou soi-même.

L'être humain est habité par ces réservoirs de pulsions qu'il apprend à maîtriser et orienter vers un but supérieur. Les nier ou ne pas les dominer relèvent de comportements pathologiques. Intervient ici, la troisième fonction de notre cerveau, le néo-cortex. Par le processus de conscience : le Soi se dissocie du Ca : les pulsions **et** du Moi : la finalité pulsionnelle.

En voici un exemple :

Dans une situation de famine

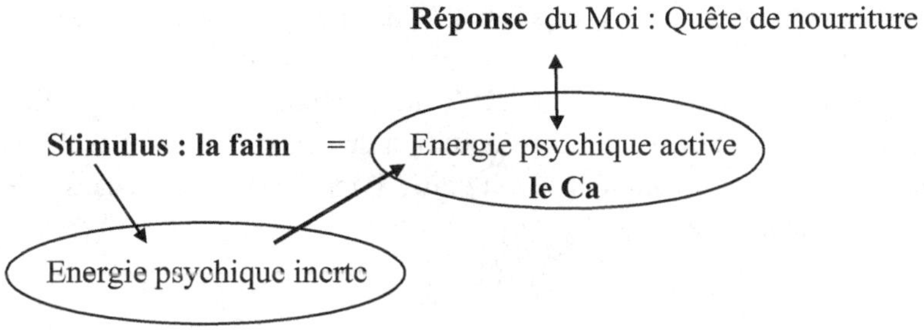

Même dans un contexte où la famine a disparu, le vécu du sujet peut perdurer toute sa vie. Il sera dès lors en quête perpétuelle de nourriture et remplira ses placards de réserves !
La maîtrise et l'orientation de sa pulsion le libèrera de son schéma pathologique. Il pourra désormais donner une réponse adéquate à son environnement.

Etant donné qu'il existe une pulsion de vie, son miroir inversé ne peut qu'être la pulsion de mort. Toute vie porte en elle sa disparition. Notre psyché ne comporte pas une distinction formelle de ces deux pulsions. Elles sont de ce fait intrinsèquement liées et nos actions sont teintées de leur influence.

En thérapie

Il s'agit pour le thérapeute d'identifier la Nature du problème et d'y appliquer le principe opposé mais similaire. La Belladone est une plante toxique qui ingérée provoque de fortes températures ; diluée selon le procédé homéopathique, elle est utilisée pour soigner la fièvre.

Les différents degrés de mal-être ou de douleur sont des fréquences perturbées dont il s'agit de trouver la Nature puis la Source : dire à quelqu'un de dépressif d'avoir de la volonté ou du courage ne sert généralement qu'à le déprimer encore plus. Son état suggère plutôt une dépréciation de soi, des autres ou de son environnement.

La stratégie thérapeutique va identifier la source de la dépression puis polariser le patient sur « l'appréciation » de lui-même, des autres et de son environnement.
Sur un plan plus général, le principe de Polarité renvoie à la « transmutation du plomb en or ». Le bien n'est pas l'abolition du mal mais un mal sublimé. Transposé dans une relation thérapeutique, l'approche se fera dans une perspective alchimique.

Exercices sur la Polarité

Exemple :

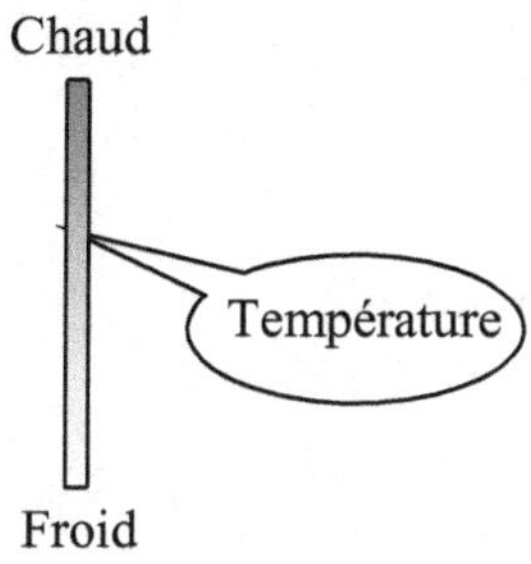

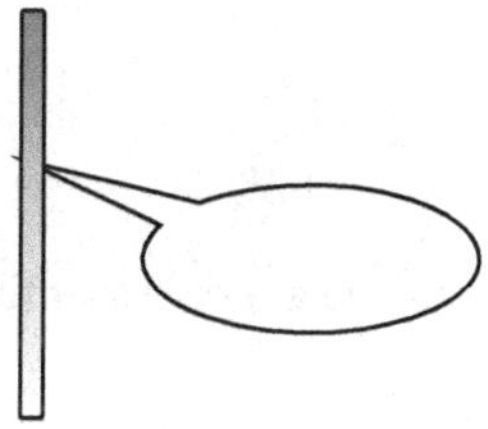

Quel adjectif peut signifier mon état physique ?

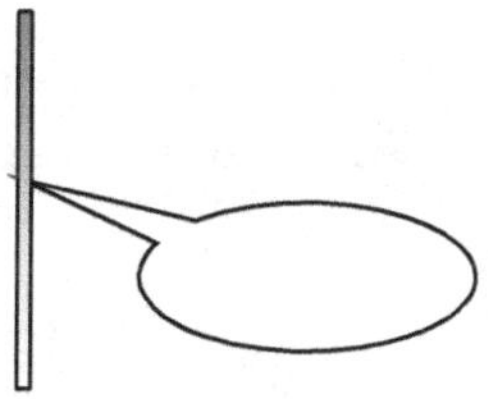

Quel sentiment m'habite aujourd'hui ?

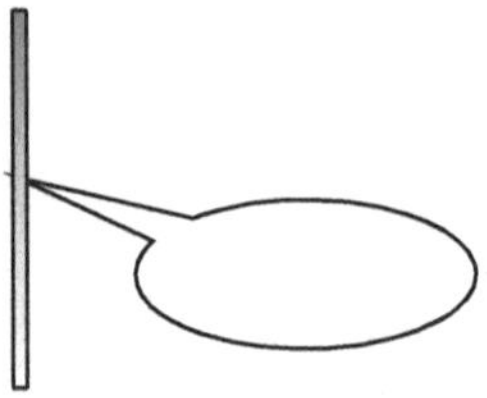

Quelle représentation ai-je de mon ressenti ?

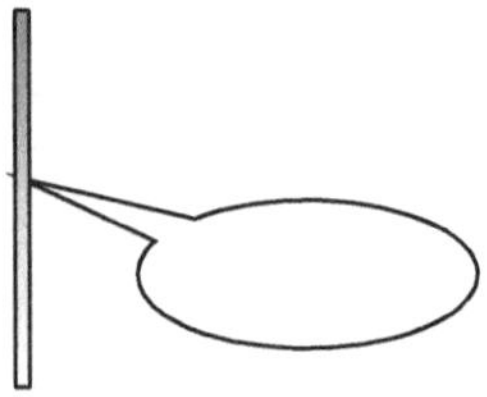

Quelle est l'aspiration spirituelle associée à mes ressentis ?

Vie

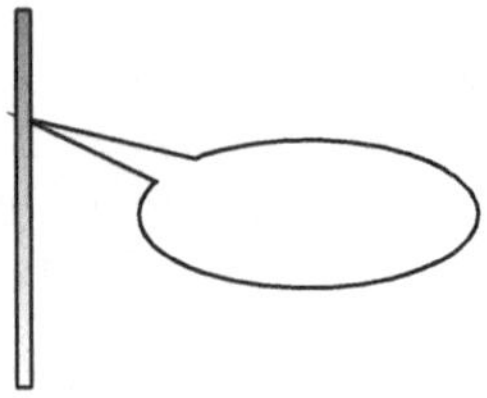

Mort

Ma pulsion de vie se manifeste par ....

Ma pulsion de mort se manifeste par ....

Ma conscience me dicte de maîtriser ma pulsion de ....

Le Principe de Rythme

Dans toute chose se manifeste un mouvement mesuré d'allées et venues, un flux et un reflux, un balancement en avant et en arrière. Ce mouvement entre deux pôles, tel un mouvement pendulaire, est semblable à la marée montante et descendante.

Vie-Mort-Vie : progrès-recul, un maximum - un minimum

Il en est ainsi pour tous les éléments de l'Univers, les soleils, les mondes, les hommes, les animaux, l'esprit, l'énergie et la matière.

En thérapie

Les blocages de ce principe se manifestent par une :

Hyper ou hypo rigidité physique

Hyper ou hypo rigidité émotionnelle

Hyper ou hypo rigidité mentale ou spirituelle

Le massage dynamise ou apaise les déséquilibres rythmiques des flux énergétiques. Il cible l'harmonisation des sphères spirituelle, mentale, émotionnelle et physique.

La pulsion de Vie, l'Eros des psychanalystes, s'oppose à Thanatos, la pulsion de mort selon le Principe de Polarité.

L'être humain, luttant pour sa conservation, se focalise sur l'Eros. Il renie, de ce fait, la force créatrice que représente Thanatos, le destructeur de vie. Seules la présence et l'interaction de ces deux pulsions sont génératrices de vie. Si cette dualité dynamique vient à être perturbée, l'hyper ou de l'hypo rigidité se manifestent instantanément. Le paradoxe douloureux des cycles physiques et symboliques, allant de la vie à la mort, s'exprime par une tentative de s'accrocher à l'un des deux pôles.

Vieillir peut s'appréhender de différentes manières :

En s'acharnant à gommer les effets du temps.

En niant purement et simplement le temps qui passe.

En acceptant ce processus sans y être pourtant soumis.

Constater la fin d'une relation se vit différemment si :

Le sujet s'accroche à l'autre ou à son idéal.

Un des partenaires nie la problématique.

Le couple accepte « la mort » de la relation et en fait une force créatrice pour se revivifier ou investir une autre relation.

Toute focalisation sur un point isole l'individu des principes de l'Univers. Savoir « mourir » ou « laisser mourir » permet d'innover, c'est une ouverture à de nouvelles expériences. Le cercle clos devient ainsi une spirale évolutive.

Inversement, ne pas savoir ou vouloir s'ouvrir à la vie relève souvent de mécanismes de défense liés à des peurs. Les pulsions autodestructrices relèvent d'un lien d'attraction pathologique au principe de « mort ». Elles peuvent mettent en évidence des causes psychologiques mais aussi des mémoires corporelles et un niveau énergétique déficient.

Nous ne pouvons pas lutter ou faire cesser le principe du Rythme. Par contre nous pouvons en atténuer les effets par la maîtrise de notre mental et la Volonté.

Le Principe de Cause et d'Effet

Toute Cause a son Effet ; tout Effet à sa Cause

Rappel : A partir de l'Esprit, il y a une chaîne de transformations vibratoires jusqu'à la matière. Tout procède du Tout et n'en est qu'une manifestation transformée, obéissant à la Loi de l'Un et aux lois du monde phénoménal.

Le principe : Le hasard et le destin ne sont que les reflets de notre ignorance à comprendre qu'il est tout à fait inconcevable d'imaginer « quelque chose » pouvant échapper au Tout et à sa Loi.

L'individu procède d'une généalogie et crée une descendance : *une avant Genèse, une Genèse et une après Genèse.* Le passé conditionne le présent ; le présent influence l'avenir. C'est un flux continu qu'il est illusoire de nier. Les actions et les pensées créent un précédent qui s'actualise et se perpétue.

Cette filiation personnelle n'est pas déliée des milliards d'autres fils constituant la réalité. Nous en faisons l'expérience en recherchant parfois des causes à l'intérieur de nous alors qu'elles se trouvent à l'extérieur. Ainsi, *La Pleine Lune* perturbe le métabolisme du sommeil et influence le flux des marées. *La seconde guerre* mondiale a profondément marqué le peuple allemand : la jeunesse de ce pays revendique aujourd'hui le droit de se construire hors de ce sentiment de culpabilité généralisé. Un *non-dit ou un tabou*, familial ou générationnel sont à l'origine de réactions inconscientes dans la descendance.
Les pensées et ressentis peuvent être influencés par des Causes que nous ne sommes pas en mesure de connaître mais dont nous pouvons mesurer les effets dans notre vie. Analyser ceux-ci permet l'émergence d'une nouvelle Volonté, celle de choisir l'orientation que nous voulons donner à notre existence.
La mémoire des nations, peuples et personnes est un réservoir d'expériences qui sont, dans le présent, sous notre responsabilité. Assumer en être les dépositaires n'est pas passéiste, mais un acte citoyen.

En thérapie

Le danger de ce principe est grand car il favorise les raccourcis et les caricatures.

En psychothérapie, les causes sont recherchées dans les inconscients du patient en référence à des pulsions refoulées. Les relations familiales sont analysées ainsi que l'environnement social.

> Il est frappant de constater qu'en psychologie l'enfant ne peut être que « victime » ! Il est un innocent perverti ou malade par la faute de son environnement familial ou social. Cet axiome ne reconnaît pas qu'en plus d'avoir des liens, cet enfant a une âme qui n'est pas vierge. Cette innocence présumée contrecarre la théorie de la mémoire des particules.

La source ésotérique des problèmes est souvent associée aux Karmas. Les vies antérieures ont une répercussion sur la vie présente. L'existence est considérée comme une dette à payer. De plus, il devient essentiel de ne pas créer du Karma.

> Un effet négatif dans le présent suggère qu'en amont une information s'est pervertie. Le *virus informatique* peut remonter à des générations ou être universel. Il est toutefois important de cibler le domaine concerné. Contrairement à l'idée d'avoir une dette vis-à-vis du passé, il s'agit de le réinformer ou de le réinitialiser correctement. C'est un acte dans le présent et orienté vers l'avenir.

L'âme a un Karma qui est le résultat du principe de « toute cause a un effet ». Ce n'est pas une punition divine, une tare ou une injustice. Il incarne très simplement le maillon d'une chaîne invisible. Le karma n'est en fait pas une cause, mais un effet. Il se transforme en cause de déséquilibres si l'individu ne prend pas conscience de sa responsabilité et de son pouvoir de libre-

arbitre. Il est donc porteur d'opportunités de changements profonds et salutaires.
En numérologie, les nombres absents d'un thème sont dits « karmiques ». Généralement, ils sont traités comme devant être développés durant l'itinéraire de vie du consultant. Ils peuvent aussi témoigner que le domaine concerné par ces nombres n'est plus important car déjà développé.

> En exemple, je citerais une personne idéaliste qui aurait une absence de 7 dans son inclusion : soit un manque d'idéal et de buts. Il serait absurde de lui dire de développer ce qui l'est déjà. D'autres nombres lui amènent peut-être son idéalisme ou la mémoire de son âme porte celui-ci intrinsèquement.

La symbolique du corps, des émotions et du mental, apporte sa pierre à l'édifice des causes de mal-être et des maladies.
De nombreux ouvrages traitent du sujet de *la symbolique du corps humain.* Les médecines traditionnelles font le lien entre les organes et les fonctions mentales, émotionnelles et physiques. Dès lors, le poumon sera le siège du désir de vivre et le foie, celui de la colère. Nous sommes donc en présence d'un dictionnaire du corps holistique et de ses disfonctionnements.

Un esprit cartésien va traiter ce lexique selon une logique binaire et réductrice : si l'estomac est souffrant, cela signifie que la personne a des problèmes d'image d'elle-même ! Ou que si elle a une angine, sa réelle souffrance est un non-dit !

Le principe de « toute cause a un effet » est plus complexe que cela !

> Comprendre une pathologie ne se résume pas à y accoler du symbolisme ou des causes karmiques : il faut rechercher la source du déséquilibre. C'est elle qui est porteuse de sens et de guérison pour le consultant.

L'énergétique du corps fonctionne par « quantum »

La physique classique considérait que les changements d'état se faisaient de manière progressive et continue. *La santé se dégrade progressivement, aboutissant ainsi à la maladie, puis à la mort.*
La physique quantique a révolutionné cette conception par la théorie des quantas. Elle stipule et a expérimenté que toute modification d'un état un autre se fait par saut. *Un diabète peut se déclencher en quelques heures.*

Voici un exemple d'une chaîne de perturbations :

> *Une frustration importante* va perturber le mécanisme du foie. Son énergie va dans un premier temps accuser le coup. Puis le quantum énergétique va en être affecté. Le foie sera « carencé » ou « pléthorique ». En médecine chinoise, on va parler de « vide » et de « plein ». Afin de se réguler, il va se décharger ou pomper sur l'organe le plus proche, par exemple l'œsophage. Celui-ci va procéder de la même manière que le foie et manifestera son déséquilibre par de l'acidité. Le patient consultera pour un mal de gorge dû à l'inflammation de son œsophage.

Une lecture littérale du manuel symbolique attribuerait ces douleurs à un non-dit. Ce qui n'est pas faux, mais insuffisant.

Le patient peut vous dire, qu'il est stressé et n'arrive plus à exprimer ses émotions. Il verbalise ici une cible de sa frustration et non une source.

Il peut exprimer son sentiment de colère qui sera aussi une cible et non une source.

Si, il en vient à parler de sa frustration et des émotions qui y sont associées, vous saurez qu'il aborde la source de son problème.

Voici deux exemples de raccourcis thérapeutique :

> Une patiente souffrait d'une maladie assez étrange. A certains moments, ses paupières se fermaient sans qu'elle puisse les maîtriser. Cet état s'était déclaré après une séance chez un

ostéopathe. Plusieurs thérapeutes lui avaient affirmé : *« tu ne veux pas voir quelque chose »*. Cette pauvre femme recherchait depuis des années ce qu'elle ne voulait ou ne pouvait pas voir. Cela la torturait littéralement.

Par un travail minutieux, nous avons compris ensemble que la cause de sa pathologie n'était pas due à une mauvaise manipulation ostéopathique, mais le résultat de sa relation avec ce thérapeute. Il représentait à « ses yeux » tout ce qu'elle détestait. Par conséquent, il ne pouvait pas la soigner ! Elle a inconsciemment refusé l'acte thérapeutique, ce qui s'est soldé par une lésion de ses cervicales.
Soulagée de comprendre enfin la cause de sa maladie, elle s'est détendue et déculpabilisée. De ce fait, les crises se sont espacées.

*****

Ma fille souffrait d'angines à répétitions. La médecin-généraliste du village, sous l'influence d'un doux mélange de psychologie et de symbolisme, lui a demandé avec insistance si elle ne retenait pas sa parole, associant ainsi ses symptômes à des émotions refoulées. Elle a lourdement insinué que cela pouvait être en lien avec notre relation mère-fille.

Je lui ai suggéré que des examens approfondis seraient judicieux. Ceux-ci ont révélé une mononucléose : un affaiblissement général de son système immunitaire.
Nous revenions d'un pays dans lequel ma fille avait subi de fortes pressions raciales et un isolement social important. Elle avait effectivement beaucoup pris sur elle en ne s'exprimant pas vis-à-vis de ceux qui la martyrisaient en classe.

Ces cas démontrent que l'origine des problèmes est complexe. Les méandres des mémoires s'appréhendent par le corps et un questionnement pertinent. Une symbolique appliquée stricto sensu pénalise la quête de sens. Appréhendée humblement et avec un esprit curieux, elle devient le « sésame » déverrouillant bien des portes.

On ne peut s'affranchir de cette Loi de « toute cause a un effet ».

Un bilan énergétique, un thème numérologique, un tirage de Tarot font état du lien indéfectible que nous entretenons avec les événements du passé.
Dès lors, le présent revêt une importance capitale. Il est le réceptacle mémoriel sur lequel, par la conscience, ce contenu peut être réinformé.

Etre dans l'Ici et Maintenant, le Pouvoir de l'Instant Présent prennent dès lors une signification profonde et alchimique. Nous ne pouvons pas changer le passé, par contre notre futur sera le fruit du travail effectué dans le laboratoire du présent.

Le principe de Genre

Le but de ce principe est de créer et d'engendrer.

La fécondation d'un ovule par un spermatozoïde est un processus physique que l'on peut retrouver au niveau des électrons, des corpuscules ; tous les plans de l'existence manifestent les Principes Féminin et Masculin :

Le pôle électrique féminin est identifié comme étant électriquement « négatif » ; le pôle masculin comme étant électriquement « positif ». L'union d'un corpuscule masculin à un féminin = nouvel atome

Le principe Masculin va diriger vers le principe Féminin une énergie qui va permettre de mettre en activité le processus créatif, mais c'est le pôle féminin qui l'accomplit.
Les attributs masculins sont émissifs et actifs ; ceux féminins suggèrent un état de passivité et de réceptivité : le 1 est masculin et le 2 féminin.

Isolés l'un de l'autre, il n'y a pas de création possible. Ils sont aussi présents l'un dans l'autre, le symbole du Yin et du Yang le démontre.

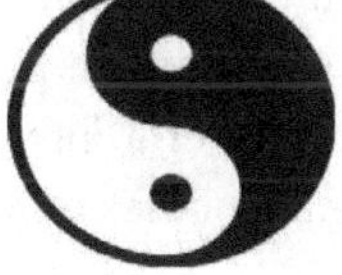

Descriptif de l'image :

Le cercle = le Tout
Le noir = le féminin
Le blanc = le masculin
Le point blanc = le germe masculin dans le féminin

Le point noir = le germe du féminin dans le masculin
Nous avons investigué « la polarité » et les « mouvements rythmiques et vibratoires » : avec le « genre », nous découvrons la relation dynamique existant entre les pôles.
Les cercles noir et blanc à l'intérieur de ce symbole nous rappellent qu'en tout Yin il y du Yang et en tout Yang se trouve du Yin. L'absolu, « le tout blanc ou tout noir », n'existe pas dans l'Univers. *Les polarités existent mais elles sont en permanence transformées par le mouvement et leur relation en elles.*

En thérapie au niveau mental

On peut apparenter le « Je » au principe Masculin et le « Moi » au principe Féminin :

Le « Je » est un aspect de l'Etre	Le « Moi » le Devenir de l'Etre
Vouloir - Neutralité – passivité - réceptivité	Action – ressenti – croyances – pensées – besoins – identification au corps physique

Si notre Etre (Je) veut quelque chose et que notre Devenir (Moi) méprise cette information, il n'y a pas de création possible et inversement. Vadim Zeland va parler d'intention interne et d'intention externe. La connaissance et la maîtrise de ce principe sont capitales afin d'influer sur le cours de notre vie.
La recherche de concordance entre ces deux intentions est fondamentale; elle est la base de toute démarche créative de connaissance de soi.

Les propositions de « pensées positives », de « travail sur la loi d'attraction » s'inscrivent dans ce processus. Toutefois, il est à nouveau question de ne pas tomber dans les pièges de la réduction et du simplisme à outrance.

Pour preuve voici un exemple qui illustre bien que l'on peut appliquer celles-ci sans en tirer les bénéfices attendus.

> Un de mes patients, pratiquant quotidiennement les exercices de la loi d'attraction, m'a consulté, totalement déprimé. Sa vie était compliquée, il cumulait les ennuis et difficultés sur tous les plans existentiels.
> Il ne comprenait pas pourquoi « ça ne marchait pas ! ». Une analyse par le Tarot a révélé que son « Je » désirait rester dans sa situation actuelle. Abasourdi et perplexe, il y voyait déjà un signe qu'il ne méritait pas le bonheur. Il m'a fallu le convaincre de n'y voir qu'une saine proposition de son Etre le plus profond. Une vieille et très douloureuse blessure devait être soignée car elle parasitait de manière insidieuse ses espérances en une vie meilleure. Sa volonté, son Moi désirait avancer, évoluer. Son Ame, elle, insistait sur la nécessité d'un préalable thérapeutique. *Sa situation restait critique afin que son besoin de soin devienne une évidence. L'énergie investie dans les rituels d'attraction produisait l'effet inverse : la répulsion.*

Eckart Tollé, dans ses livres sur « Le pouvoir de l'instant présent », insiste sur le fait d'être apte à voir les choses telles qu'elles sont. *Soit accepter la souffrance, la maladie, et la dépression sans surinvestir ces états de représentations ou d'émotions négatives.* Etre un témoin neutre et détaché permet de retrouver un équilibre. Sans ce centre immobile, nous devenons les prisonniers de la roue sans fin des actions et réactions. Les périodes de hauts et de bas se succèdent sans que notre pouvoir puisse se manifester.

Méditer, faire du yoga, manger sainement sont importants et salutaires. Néanmoins, ces techniques ne sont pas une réponse « toute faite » à appliquer de manière indistincte. Chaque individu doit interpréter son histoire, ses besoins et ses rêves. Ces outils accompagnent, soutiennent et favorisent l'évolution, ils ne remplacent pas l'attention et les intentions des individus. Notre Ame est féconde, à nous d'y déposer le germe de notre indivualité.

Ma boîte à Outils

Descriptif des techniques

L'Analyse et Réinformation Cellulaire

-

La Libération du Péricarde

-

Les Massages Ayurvédiques

-

La Numérologie

-

Les Tarots

L'Analyse et Réinformation Cellulaire[73]

L'origine et les fondements de la méthode

Plus communément désignée sous le terme d'A.R.C, cette méthode a été élaborée et mise au point par le Dr. Michel Larroche, homéopathe, acupuncteur et auriculothérapeute, mais également chercheur et fondateur de l'école qui porte son nom.
Elle est avant tout une méthode de détection de la cause profonde de mal-être et de réharmonisation énergétique issue de la synthèse de nombreuses approches de l'Etre humain : médecines classique et parallèle, moderne et ancienne, occidentale et orientale.
Aujourd'hui, il est généralement admis que les maux du corps ont souvent pour origine une cause psychique (psycho-soma), rejoignant ainsi la conception des médecines traditionnelles (chinoise et indienne, entre autres) qui s'appuient sur ce savoir depuis près de 4000 ans.
L'observation prouve qu'un traumatisme vécu par une personne s'inscrit concrètement dans ses gènes. Cette mémoire peut se transmettre aux générations suivantes via l'ADN.

Pourquoi ce nom ?

Analyse : La partie analytique du travail consiste à remonter la piste des dégradations successives afin de les identifier et de les traiter à leur source. Soit une recherche du « pourquoi » un individu équilibré en arrive à être malade ou dans un état de mal-être ; quel enchaînement précis d'événements déstabilisants est à l'origine des ressentis réels ou subjectifs du patient.

Réinformation : toute personne qui se perçoit mal elle-même, qui perçoit mal les stimuli envoyés par son environnement, produit de « fausses réponses »

[73] Livres de Michel Larroche : Mes cellules se souviennent aux Ed. Trédaniel

Et si mes cellules savaient apprendre aux Ed. Trédaniel

Site internet : www.**arc-energie**.com

aux situations de sa vie. Elle est désinformée ou contre-informée par une mémoire pathologique engrammée en elle.
Le traitement énergétique et l'indispensable verbalisation de l'information trouvée réinforment la personne à tous les niveaux : physique, émotionnel, mental et inconscient. Elle retrouve ainsi une plus grande liberté intérieure, gage d'une vie plus épanouie.

Cellulaire : nos mémoires inconscientes répondent à notre place par des automatismes et s'expriment par des raisonnements périmés mais encore actifs : « *Tu ne seras jamais bon à rien » ; « aimer = souffrir* ». Ces schémas peuvent s'exprimer par des dysfonctionnements, des maladies ou des lésions lorsque ces matrices mémorielles provoquent un conflit entre le conscient et l'inconscient.
Certains patients suivent des psychothérapies depuis longtemps ; ils ont intellectuellement cerné leur problème, mais continuent de répéter les schémas erronés qui les font souffrir : leur tête a compris mais leur corps n'a pas encore intégré l'information.
Le processus énergétique de réinformation va lever ces barrages inconscients qui disent à notre place (ce que le «mal a dit ») qu'il nous reste encore quelque travail de compréhension et d'harmonisation à effectuer.

Mon vécu personnel de l'ARC

J'ai déjà évoqué cette technique dans le chapitre sur l'individualisme positif ; je complèterais mon propos en disant que je le considère comme un outil incontournable pour toute personne voulant s'affranchir de ses schémas de fonctionnement. La technique pratiquée régulièrement 1 x par mois pendant trois mois, puis espacée selon les cas, avec un rééquilibrage 2 x par an, permet de garder un système immunitaire performant et une forte vitalité énergétique, ceci étant la meilleure prévention-santé.

Par l'analyse, l'ARC permet au patient et au thérapeute d'avoir un matériau fiable, précis sur lequel axer le travail thérapeutique
Par la Réinformation, les consultants bénéficient très rapidement d'une modification de leur état général.

La Libération du Péricarde

Une approche Bioénergétique cellulaire

Élaborée par

Montserrat Gascon, ostéopathe[74]

Historique de la bioénergétique :

La bioénergétique a vu le jour dans les années 30 ; les travaux de Wilhelm Reich, disciple de Freud, avaient mis en évidence le lien entre les tensions musculaires chroniques et les conflits infantiles non résolus. Vingt ans plus tard, Alexandre Lowen, disciple de Reich, étend la théorie de ce dernier en stipulant que « *le passé est structuré dans le corps et peut se lire au présent* ».

Le But de la technique :

Elle vise le rétablissement la circulation des flux énergétiques entravés par des conflits intérieurs passés. Ceux-ci pénalisent la maturation affective, relationnelle et sexuelle des individus.

L'importance du Péricarde :

Le Péricarde est un muscle entourant le cœur : sa fonction est de le protéger.

Montserrat Gascon, de par son expérience de vie et d'ostéopathe, a réalisé l'importance du Péricarde dans le processus bioénergétique de libération des tensions. A ses yeux, il représente une « clé » ostéopathique majeure.
Il est intimement lié au cœur, au diaphragme, à la plèvre ainsi qu'à l'entrée de l'estomac et aux principales voies artérielles et veineuses. Relié aussi au ganglion stellaire (régulation du système nerveux neurovégétatif), à la tyroïde et au thymus. Les ligaments du péricarde s'unissent directement à la colonne vertébrale, du sacrum à la base du crâne.

---

[74] Les Livres de Montserrat Gascon : Vive le Péricarde Libre et le Secret du Cœur, aux Editions Altess. Site internet : www.vivalavida.ord

Il prend en charge les évènements physiques et émotionnels qui pourraient perturber le fonctionnement du Maître des Lieux, le Coeur. Il est l'antichambre du Roi.

Physiquement, le blocage du Péricarde induit des tensions au niveau de la nuque, des épaules, du dos, mais aussi des difficultés respiratoires, des oppressions voire même des angoisses.
La Libération du Péricarde génère un sentiment de légèreté, de bien-être profond. Cette reconnexion avec soi-même favorise l'expression des forces d'auto-guérison. Le thérapeute va utiliser ses mains afin de ressentir les flux énergétiques, la respiration des cellules, les rythmes de chaque organe. Il va détecter les lieux de stases, de ralentissements ou de dysharmonies et y travailler selon le principe du Mouvement Respiratoire Primaire. Celui-ci s'articule autour des 7 lois de l'Univers.

Cette écoute des messages du corps, des cellules, révèle des informations sur les causes qui ont généré ces blocages ; cette mise en lumière et en mots permet d'amplifier la Libération.

Mon vécu personnel

Rencontrer Montserrat est déjà une thérapie en soi tant cette femme est pétillante d'humour, de joie et simplicité. Son professionnalisme reste néanmoins pointu et exigeant et ses formations sont une expérience personnelle édifiante.

Pour ma part, j'utilise très souvent cette technique pour plusieurs raisons :

- Elle se pratique habillé et permet une approche corporelle sans heurter certaines pudeurs ou tabous.

- Pour des consultants très perturbés émotionnellement, elle agit tout en douceur, permettant un rééquilibrage énergétique très stabilisant.

- La stimulation de l'auto-guérison est la base d'un travail plus intrusif de développement personnel.

- Elle opère très rapidement sur des zones ponctuelles : brûlures, règles douloureuses, maux de têtes et peut se pratiquer n'importe où.

- Elle livre des informations sur la situation physique et émotionnelle de sujets qui peinent à les exprimer.

Les patients ayant eu recours à la Libération du Péricarde témoignent tous de cette impression d'être débarrassés d'un poids et d'un apaisement profond. Cette approche par les mains, cette écoute suscite souvent une verbalisation de leurs ressentis et s'avère être souvent vécue comme une opportunité de lâcher-prise.

Les Massages Ayurvédiques

Selon Atreya Smith[75]

La traduction du nom sanskrit Ayurvéda signifie « Science ou Connaissance de la vie ». Elle a été nommée « mère de tous les systèmes de guérison ».

Ces techniques de massages nous viennent de l'Inde et découlent de la médecine ayurvédique traditionnelle. Elles s'appuient prioritairement sur l'observation de l'unicité des constitutions. La lecture de celles-ci se fait par le biais de la science des cinq Eléments. Eux-mêmes corrélés aux cinq états principaux de la matière.

Les cinq éléments :

Eléments	Etats	Manifestations
Terre	Solidité	*Stabilité, rugosité*
Eau	Liquide	*Fluidité*
Feu	Conversion du solide en liquide	*Transformation*
Air	Gazeux	*Mobilité, dynamisme*
Ether	Espace	*Champ de la manifestation*

[75] Atreya Smith a écrit de nombreux livres que vous pouvez trouver sur son site : www.**atreya**.com

Ces forces dans le corps se manifestent sous la forme de trois humeurs ou Doshas :

Doshas	Attributs	*Manifestations dans le corps*
Vata : **Air et Ether**	Mouvement	*Equilibre, les sens, la compréhension, l'adaptabilité*
Pitta : **Feu et eau**	Transformation	*Digestion chimique et mentale : perception*
Kapha : **Eau et Terre**	cohésion	*Le corps physique*

Ces trois humeurs sont à l'origine de toutes les fonctions physiologiques et psychologiques. Elles produisent le corps ; déréglées, elles sont la cause des maladies.

La constitution singulière de chaque individu se nomme « Prakriti ». Elle est le savant mélange de Vata, Pitta et Kapha qui s'accomplit au moment de notre naissance. Elle est notre capital de santé.

Beaucoup de facteurs extérieurs et intérieurs détériorent ce capital qui devient dès lors « Vrikriti », soit une dénaturation de notre santé. Etant donné la nature unique de chaque constitution, il n'existe pas de traitements standards. Le praticien doit rechercher la cause profonde des déséquilibres et ensuite ramener la personne à son état initial.

Nous sommes donc constitués de Terre, d'Eau, de Feu, d'Air et d'Ether et notre corps reflète les qualités de ces éléments. Le thérapeute doit être à même de reconnaître la constitution physique mais aussi mentale du consultant. Les massages seront donc adaptés à ces constitutions et les huiles utilisées seront aussi fonction de celles-ci.

> Les mouvements, les rythmes du massage vont stimuler la Terre qui est lourde, adipeuse et léthargique ; centrer l'Air et l'Ether qui s'éparpillent et sont volatiles ; apaiser le Feu qui envahit et bouillonne.
> Selon la même logique, une huile aux vertus chauffantes ne convient pas à quelqu'un qui a beaucoup de Feu, une huile lourde et nourrissante n'est pas adaptée à quelqu'un présentant beaucoup de Terre.

S'ajoute aux massages la possibilité de travailler sur des points précis (Marmas) qui vont rééquilibrer les fonctions organiques et sensorielles. Les protocoles sont précis, issus d'une longue tradition touchant au Sacré et relève d'une approche spirituelle du corps et de l'Ame.

Mon vécu personnel des massages ayurvédiques

J'ai étudié la médecine ayurvédique afin de maîtriser au mieux cette Science du corps et de l'Esprit. Atreya Smith, fondateur de l'Institut Européen d'Etudes Védiques, a su donner à mes formations une dimension profonde, respectueuse et sacrée de l'approche corporelle.

M'initier à l'Ayurvéda a profondément modifié ma perception de la thérapie et de la vie en général. La lecture du monde phénoménal à travers le prisme des cinq éléments donne du sens et de la cohérence aux massages. Traduire le psychisme humain en termes d'humeurs[76] donne des outils pragmatiques d'appuis et de conseils. Certaines médecines ou approches philosophiques sont parfois difficiles d'accès ; en revanche, l'Ayurvéda m'est apparue d'une logique et d'un bon sens absolus. Le cheminement intellectuel et spirituel s'appuie sur un déroulement pragmatique et basé sur l'expérience.

---

[76] Les humeurs sont l'expression de la santé à travers le prisme des éléments

La « souffrance » physique est très souvent le moteur d'une 1ère consultation.

Pris dans le piège des dualités existentielles, l'être se crispe et se distancie de son intimité. Les effets d'un réel trivial, privé de magie, de douceur et de sacré, dessèche l'âme et le cœur. Les éléments du corps et de l'esprit pouvant apporter du bien-être se réduisent. Le corps et l'esprit, sans ces baumes, deviennent des rouages grinçants et douloureux.

De par sa vocation d'attention, l'Ayurvéda offre des protocoles de soins dans lesquels les attributs prennent un sens sacré. Les huiles sont certes le vecteur de propriétés lénifiantes. Utilisées en conscience, elles s'inscrivent dans un rituel redonnant à l'être sa juste dimension.

Les patients ayant découvert la magie de l'univers ayurvédique peinent à s'en passer. Cette rencontre avec eux-mêmes devient nécessaire à leur équilibre. Ces instants privilégiés de partage, d'écoute et d'humanisme s'inscrivent désormais dans leur hygiène de vie.

La Numérologie

Chaque lettre correspond à un nombre. La présence, le manque, l'équilibre et les excès de certains nombres, par rapport à une moyenne établie, sont mis en évidence. Ce premier calcul représente l'inclusion.

Exemple : Gaspard Mantesquieu.
18 lettres : 18 : 9 = 2 soit l'équilibre des nombres

G	A	S	P	A	R	D		M	A	N	T	E	S	Q	U	I	E	U
7	1	1	7	1	9	4		4	1	5	2	5	1	8	3	9	5	3

1	2	3	4	5	6	7	8	9
5x	1x	2x	2x	3x	0x	2x	1x	2x

Concernant les nombres karmiques ou manquants : la notion de « karma » n'est pas à considérer comme *une punition* liée à nos précédentes vies. Ils sont des potentialités latentes. Sans une attention particulière, ce germe restera en l'état, alors qu'il est nécessaire de le faire grandir afin qu'il prenne sa place au soleil.

Un thème est une base de travail thérapeutique. De multiples aspects peuvent être développés :

L'inclusion = notre carte de visite, la façon dont nous nous présentons dans la vie sociale. Elle dépeint notre caractère et notre personnalité (forces, faiblesses, manques et excès).

L'expression = les possibilités innées, les dons. Elle cerne le comportement social d'une personne en vue de l'aider vers son orientation professionnelle.

L'aspiration = notre motivation profonde, nos aspirations intérieures de base, au désir de notre âme

La réalisation = les potentialités profondes. Elle est l'écho des bases de la personnalité mise à jour dans le nombre d'expression.

Les Défis de l'aspiration, de la réalisation et de la personnalité = les rêves, espoirs, peurs et craintes.

Le Chemin de Vie = itinéraire général qui a été attribué à la naissance (ou que l'on a choisi !).
Notre libre-arbitre a ce tracé global comme champ d'action possible.

Les cycles = L'influence des nombres sur nos différents cycles de l'existence, c'est une toile de fond, une ambiance générale.

Les réalisations (4) = les actions à mener les moments forts.

Les défis (4) = les obstacles, les épreuves, les leçons d'initiation, les tests à passer pour notre progression

Le nombre de force = le programme dans lequel notre vie s'oriente avec le plus de force. Il s'apparente à « notre mission » de vie.

Le nombre axial = il donne une direction générale à la vie, il est complémentaire du chemin de vie. Les réalisations seront à considérer à la lumière des informations données par ce nombre.

Le Thème peut se poursuivre par une étude prévisionnelle pour :

- L'année en cours
- Le mois
- Le jour

Mon vécu personnel :

Il est important de faire un thème avec une intention clairement définie, comme par exemple : mieux comprendre son fonctionnement social ou le sens des difficultés actuelles. Ceci permet de donner du sens et une orientation aux informations fournies par le thème. Sans ce préalable, il est difficile d'en extraire tout le potentiel : la densité du matériau devenant opaque et nébuleux.

Au niveau thérapeutique, établir le thème d'un patient permet de mieux cerner les enjeux conscients et inconscients lors des consultations. Pour le consultant, un thème signifie certaines tendances mais aussi les moyens de les appuyer ou de les atténuer. La polarité positive ou négative des nombres n'est qu'indicative ; l'individu évolue entre ces deux pôles en permanence. Maîtriser les nombres de son identité et de sa naissance permet de mieux s'orienter sur l'échelle fluctuante des humeurs, tendances et pulsions.

L'affirmation de « je suis comme ça, on ne va pas me changer » se transforme en : « ce que je suis actuellement n'est qu'une des facettes d'un prisme que je peux en tout temps faire évoluer ».

Une personnalité difficile, symbolisée par le « 16 », peut se libérer d'un certain déterminisme, en découvrant les potentialités positives de ce nombre. Avoir un « 4 » en motivation peut signifier un désir de saine stabilité mais aussi une tendance à vouloir une sécurité absolue. Tout est une question de degrés. Le sens d'un nombre se trouve en composant avec tous ceux présents. Une partition de musique n'est pas interprétée de la même manière par un soliste ou par un orchestre ! Nous retrouvons dans un thème l'aspect unique de la constitution ayurvédique. Une unicité composée par le dosage mystérieux et magnifique des 5 Eléments[77] qui sont aussi des nombres.

[77] Rappel : Air, Ether, Feu, Eau et Terre

Exemple d'un thème numérologique

J	A	C	Q	U	E	S		B	R	E	L
1	*1*	*3*	*8*	*3*	*5*	*1*		*2*	*9*	*5*	*3*

1	2	3	4	5	6	7	8	9
3x	1x	3x	0x	2x	0	0	1x	1x

Selon la méthode de calcul usuelle en numérologique :

Le 1 est en excès
Le 2 est équilibré
Le 4 est manquant
Le 5 est faible
Le 6 est manquant
Le 7 est manquant
Le 8 est équilibré
Le 9 est équilibré

L'inclusion en mots-clés

1 en excès	Ego surdimensionné, ambition, dominant.
2 équilibré	Aptitude à collaborer et s'associer, sensibilité, souplesse de caractère.
3 en excès	Artiste du son et du verbe, sait se faire connaître, extravagant, dispersion.
4 manquant	Peu régulier dans l'effort, manque de repère et de méthode.
5 faible	Tendance à la sédentarité, manque d'adaptabilité.
6 manquant	Trop perfectionniste et exigeant, difficulté à faire des choix et s'engager.

7 manquant	Manque d'idéal ou de but, peu porté à la spiritualité ou aux activités intellectuelles.
8 équilibré	Bon rapport aux choses matérielles, énergique, organisé, désir de concrétiser les projets.
9 équilibré	Concerné par les autres et les causes humanitaires.
Synthèse globale de l'inclusion	
Nous sommes donc en présence d'une personnalité hors cadre, créative, impulsive, en quête de liberté. Un poète, rebelle, solitaire, portant sur l'humain un regard profond et altruiste. Un homme en recherche de valorisation. Un homme devant faire face à des émotions intenses et extériorisant celles-ci de manière forte. Il n'est cependant pas « sur un petit nuage », toute cette énergie tend à vouloir se matérialiser concrètement et matériellement.	

L'Etude de la Personnalité

L'expression : attitudes et comportements extérieurs
Identité complète : 5
Le prénom : 22
Le nombre 5, faible dans l'inclusion, suggère que J. Brel était peu ouvert à l'aventure et aux changements. Par l'influence de son prénom (22), sa personnalité revêt un caractère hors cadre, désireux de nouveaux horizons. Ce maître-nombre (22) indique un fort idéalisme et une volonté de marquer l'histoire, ce qui a favorisé son besoin de reconnaissance.

L'aspiration : les motivations profondes
Identité complète : 14
Le prénom : 9
Le 14 est en lien avec les échanges et tout ce qui touche à la communication, J. Brel a été fortement motivé par une recherche d'interactions avec les autres, ceci avec générosité et amour envers son prochain. Le rôle de son prénom 9 indique un profond intérêt pour l'humain. Il induit néanmoins le fait d'être assez secret et solitaire : un artiste, seul sur scène, mais communiant avec son public.

La réalisation : ce que le sujet peut faire concrètement
Identité complète : 9
Prénom : 13
Sa réalisation avec le 9 confirme l'aspect très personnel de son cheminement, c'est dans le creuset de son être que reposent ses ressources. Une concordance certaine existe entre son aspiration et sa réalisation. Néanmoins, il pourrait y avoir un paradoxe entre son besoin de retrait et sa réalisation à travers les autres. Le 13 de son prénom donne à sa quête une dimension très entière, sans compromis. Une vie faite de grands tournants, de ruptures positives et négatives. Mal vécu, le 13 peut indiquer une tendance à l'autodestruction, la personne jetant le bébé avec l'eau du bain !

Les défis de la personnalité

Le défi de son aspiration : 4
Le défi fût de se structurer, d'accepter les cadres établis. Ce qui compte tenu de ce qui a été mis en évidence jusqu'ici n'a pas dû être facile pour lui.
Le défi de sa réalisation : 2
Les nombres en présence indiquent un paradoxe entre l'aspect solitaire de Jacques Brel, son besoin de communier avec les autres et un caractère hors cadre, impulsif et indépendant. Le 2 est un nombre qui relie et pacifie. Il est donc tout à fait indiqué. Le défi pour J. Brel fût certainement de réfléchir avant d'agir, de savoir aussi collaborer avec les autres. Sa réalisation solitaire (9) ne saurait être totale sans un lien plus personnel et intime avec quelqu'un.

Le Chemin de Vie : 8.4.1929 = 15
Un cheminement orienté vers les plaisirs de la vie, avec une possible réussite matérielle. La personne dispose d'une très grande réserve énergétique. Elle a besoin d'un auditoire car sa personnalité rayonne d'enthousiasme, de charme et de charisme. Le 15 est aussi un nombre d'excès en tous genres : dans sa recherche, le sujet peut se perdre et y perdre beaucoup. Ce nombre, au regard de la biographie de Jacques Brel, paraît être tout à fait en lien avec sa vie.

Les cycles de vie

Le 1er cycle dit formatif : de la naissance à 31 ans : 4

L'enfance et la jeunesse de Jacques Brel furent marquées par un environnement aux horizons limités et peu lumineux. Les enfants avec un 4 dans ce cycle ont une scolarité assez laborieuse.
Ce cadre de vie a probablement pesé sur Jacques Brel, lui dont le 4 est manquant et représente l'un de ses défis.

Le 2ème cycle dit productif : de 31 ans à 58 ans : 8

Jacques Brel a traversé une période de réussite matérielle, il a pu réaliser ses ambitions. Ce nombre indique, qu'au niveau intérieur, l'équilibre n'est pas facile à trouver. J. Brel a certainement dû avoir une vie émotionnelle mouvementée durant ce cycle.

Le 3ème cycle dit de la moisson : de 58 ans à la fin de sa vie : 21

Cette dernière étape avec le nombre 21 indique une période de réalisation intérieure. Jacques Brel aurait pu donner un nouveau sens à son existence. Les voyages et l'aspect professionnel en lien avec l'étranger auraient été favorisés.
Jacques Brel est mort en 1978 à l'âge de 49 ans. Dès 1973, se sachant malade, il quitte la scène. Il va principalement occuper son temps à la voile puis il va se fixer aux Marquises.
La fin de vie de Jacques Brel est un condensé du cycle de la moisson. La maladie a probablement raccourci les cycles ?

Les réalisations de vie pour J. Brel

De 0 à 30 ans : 12
Le cycle formatif parlait d'horizons limités. Ceci se confirme avec le 12 de cette première réalisation. L'environnement est statique, rien ne bouge. Jacques Brel s'est senti entravé, empêché d'évoluer selon ses désirs.

De 30 ans à 39 ans : 11
Avec ce nombre, il s'agit de coaliser ses forces. Désobéir à la Loi de « d'où l'on vient » afin d'investir sa propre scène. Le 11 parle de reconnaissance publique, de vitalité et d'ardeur.
En négatif : le 11 suggère des problèmes de santé.

De 39 à 48 ans : 5
Jacques Brel s'est démarqué. Il a expérimenté des choses nouvelles : le cinéma, la comédie musicale. Sa valeur a été reconnue.
En négatif : inconstance et instabilité

De 48 ans à la fin de sa vie : 7
Le 21 de la moisson parlait de réalisation intérieure, le 7 indique une réalisation plus mentale et spirituelle que matérielle.

Les défis de la date de naissance

1er défi mineur valable jusqu'à 40 ans : 4
Le rapport au cadre, à la structure et au travail.
J. Brel a ce 4 en défi d'aspiration. Il est aussi le nombre de son cycle formatif. En thérapie, il serait intéressant d'entamer le dialogue avec le patient afin de comprendre comment son enfance s'est engrammée en lui et quelle est la relation qu'il entretient avec cette période de sa vie.

2ème défi mineur en action après 40 ans : 13
Ce nombre qui porte malheur ! Dans le Tarot, il est la « Carte sans Nom » dont l'image est un squelette ! Il est synonyme de grands bouleversements qu'il faut aborder sans se saborder. Il est à noter que lorsque l'on réduit le 13 cela donne : 1 + 3 = 4. Ceci renforce la suggestion d'un travail sur ce nombre.

Le défi majeur, valable toute la vie : 9
Succès, vie publique, sollicitations extrêmes sont en accord avec son chemin de vie 15. Le 9 de son thème suggère que J. Brel avait besoin de se ressourcer, de se retirer du monde sans en être détaché. Il a entendu l'appel de son défi ; ses voyages en voilier et sa retraite sur les Iles Marquises le prouvent.

Le défi aléatoire : 17
Ce défi est un complément du majeur : relever le défi de sa créativité, exprimer ses talents dans les Arts d'interprétation. Défi qu'il a aussi relevé.

Les nombres complémentaires

Le nombre de force = le secteur privilégié : 12
Son enfance limitante : 4 Son ressenti de cette période : 12 = Son nombre de force : 12 Le secteur privilégié : l'introspection – le développement des facultés intérieures. Il est aisé d'en déduire que son enfance a représenté un réservoir d'expériences et de ressentis qui ont nourri sa créativité et son talent.

Le nombre axial = l'orientation générale de la vie : 11
Ce nombre 11 est un complément du chemin de vie 15 de Jacques Brel. Le 15 suggère le pouvoir ; avec le 11, la puissance et la force. Orientation : reconnaissance publique / santé. Sa mort prématurée à 49 ans, suggère probablement qu'il s'est épuisé dans son travail.

Cet exemple d'un thème complet numérologique donne « un aperçu » de ce qui peut être mis en évidence par les nombres.
Il s'agit ensuite de développer les différents points avec le consultant. Les informations seront ainsi dynamisées et personnalisées.

Principes de Numérologie prévisionnelle

1. Définir le nombre de l'année en cours
2. *Définir l'année personnelle du consultant*
3. *Calculer les cycles de l'année*
4. *Calculer les mois personnels*
5. Calculer les essences mensuelles

Une prévision tient compte d'un *temps personnel* et d'un temps universel. Les interprétations se font par recoupement de ces deux pôles.
2016 est une année 9 (2 + 0 + 1 + 6). Les causes humanitaires occuperont le devant de la scène. Un cycle s'achève, c'est une période de bilan avant l'avènement d'une année 1.
Un consultant ayant en 2016 une année personnelle 1, va ressentir les influences de l'année universelle comme un frein à son énergie naissante.

L'essence mensuelle est la somme des mois personnels et des cycles de l'année : *les nombres en miroirs peuvent se potentialiser, s'harmoniser ou se freiner.*

Ce thème prévisionnel établit, il est possible de calculer les différents défis de l'année concernée.
La consultation se termine par l'interprétation des Maisons Astrologiques : à chaque anniversaire, le sujet change de Maison : *La Maison I = La Maison de « L'être ». Elle sera active de 0 à 1 ans, de 12 à 13, de 24 à 25 etc.*

Il est intéressant de faire un thème prévisionnel juste avant ou après sa date anniversaire. De connaître les influences du temps universel et des essences mensuelles permet d'aligner le thème personnel à une réalité plus vaste. Cela met en perspective le « vouloir et le pouvoir ».

Les Anciens questionnaient les Oracles afin de connaître les moments propices aux semailles ou aux récoltes. Des mois ou des jours étaient favorables à l'entreprise, d'autres à l'introspection ou aux retrouvailles. S'accorder aux flux cosmiques permet d'éviter bien des tensions ; ce n'est pas renoncer à un projet mais de le poser au bon moment.

Le Tarot

Le Tarot fait son apparition au Moyen-Age avec le Tarot de Charles VI en 1393 puis celui de Visconti en 1441 ou 1445.

Les Lames de Tarot sont le support d'un enseignement initiatique se rapportant à une Gnose de l'ancienne Egypte, de la Grèce antique et de la Kabbale juive. Les 22 Lames majeures du Tarot de Marseille ont un lien évident avec les 22 lettres hébraïques.
Les Imagiers de l'époque ont astucieusement mêlé : images, symbolisme et géométrie. Le Tarot Dodal, selon Marie Delclos, comporte des clés de constructions, des secrets de métier ainsi que des références au monde chrétien de l'époque.

Vingt-deux états de l'énergie cosmique : de un à dix, nous retrouvons les nombres fondateurs, la Tetraktys[78] de Pythagore : 1 + 2 + 3 + 4 = 10 et l'Arbre des Séphiroth des Hébreux.

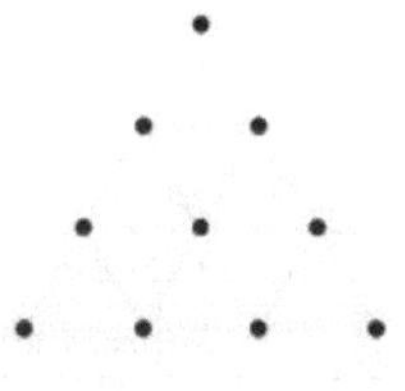

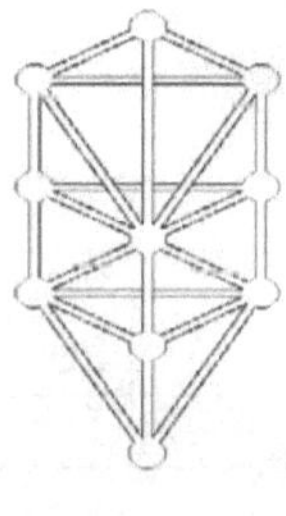

Le 1 symbolise la monade[79] et le ***4*** *= le nombre parfait, la racine des autres nombres ainsi que le nombre de Dieu.*

Puis viennent les 12 nombres suivants qui correspondent aux Signes du Zodiaque. Ils touchent notre système solaire, l'univers créé et animé par les

78 La Tetraktys :Le nombre dix, la [décade], est un composé des quatre premiers nombres que nous comptons dans leur ordre.
79 La monade : C'est l'Unité parfaite qui est le principe absolu.

10 premiers nombres. Nous voici donc en présence d'un langage que le Tarot nous suggère de décrypter.

Les couleurs utilisées ne sont pas arbitraires mais porteuses de sens :

La couleur brune	*L'argile, le sol, symbole de la matérialité*	La couleur blanche	*La pureté*
La couleur rouge	*Le sang, l'incarnation, la combativité*	La couleur noire	*La gestation*
La couleur jaune	*Le rayonnement, l'accomplissement*	La couleur argentée	*Ame*
La couleur verte	*La conscience, la régénération*	La couleur dorée	*Le rayonnement spirituel*
La couleur bleue	*La transcendance, le contact avec le Divin*		

Les objets présents sur les lames incarnent les éléments et des domaines :

L'Epée	Air	Intellect
La Coupe	Eau	Affectif
Le Bâton	Feu	Emotionnel
Le Denier	Terre	Physique, matériel

Il s'agit pour l'étudiant de plonger aux Sources des Savoirs. L'interprétation se pare de la Science des Nombres, d'Astrologie, de Géométrie et de Philosophie. Confronté aux Mystères en tant qu'Ignorance, il ne peut qu'être un chercheur infatigable de Vérité.
Le Tarot suggère d'approfondir nos connaissances sur les Lois régissant l'Univers, sur les lois humaines et matérielles afin d'être des Hommes debouts, en Conscience et en Responsabilité.

Les Tirages

Comment expliquer la mécanique des tirages si le hasard ou le Destin n'existent pas ? L'étude des 7 Lois du Kybalion, les découvertes de la physique quantique, permettent à notre esprit d'entrevoir un sens à ce qui était jusqu'ici taxé d'ésotérique, de magique ou d'escroquerie.

Une unité de temps, d'espace ; un lien permanent et indéfectible avec tout ce qui nous entoure se révèle. Nous comprenons enfin que Tout est Tarot. Le choix d'une carte est une suite de causes et d'effets, d'attirance et de répulsion. Il est la manifestation du Tout et de la pluralité, nous sommes au cœur de la Vie, de ses Mystères qui nous sont révélés par la pertinence des messages délivrés par le Tarot.

L'Ame propose, suggère, elle sait ce qui est juste pour soi et le monde. Notre Ame contient le Tarot dans sa symbolique initiatique : un cheminement vers la Réalisation non seulement personnelle mais bien en harmonie et union avec tous et le Tout. Il est certain qu'elle sait guider notre main vers ce qui lui permet de se révéler.

Nous vivons sur quatre plans : le physique, l'émotionnel, le mental et le spirituel. Selon la question posée par le consultant, l'interprétation se fait en relation avec le plan concerné. Des passerelles entre les différents plans peuvent ensuite être trouvées ou suggérées par les cartes. *Un tirage sur le thème professionnel peut révéler l'importance et l'impact de l'émotionnel sur la carrière du consultant.*

Consulter le Tarot demande « d'accepter d'être questionné » par Lui. Sa réponse obéit au principe de « toute cause à un effet » et « tout effet à une cause », il faut approuver tacitement cette chaîne de réactions. Puis vient le Temps de la Volonté, du Courage : devenir la « cause » créatrice d'une transformation et non plus le résultat de causes passées.

La Question majuscule est donc bien au centre de tout tirage, elle en est le Vaisseau sacré, la Nef libératrice qui peut nous conduire vers de nouvelles terres, de nouveaux rivages

Bibliographie

Pour les informations concernant les Templiers et Compagnons

Ouvrages de Jacques Rolland : "Les Templiers - Les Archives secrètes du Vatican", "Le véritable trésor des templiers", "Des Templiers à la Franc-maçonnerie", " aux éditions Trajectoire

Les cours de Marie Delclos sur le Tarot initiatique

Pour ce qui a trait au Christianisme

Ouvrages de Frédéric Lenoir : « Comment Jésus est devenu Dieu, Ed. Fayard », « Socrate, Jésus, Bouddha, Ed. Fayard ».

Les cours de Marie Delclos sur l'ésotérisme chrétien

Les travaux D'Anton Parks : « Le Testament de la Vierge », « la Dernière Marche des Dieux », « Eden », « Nuréa », Pahana Books

de Finkelstein et Silberman : La Bible dévoilée, Free Press

Psychologie et archétypes

Formation en analyse et réinformation cellulaire de *Michel Larroche* :
« Mes cellules se souviennent » ; « Et si mes cellules savaient apprendre » aux Ed. G. Trédaniel

Formation en psycho-tarologie et coaching par *Corinne Morel*

Joseph Campbell : « Des mythes pour se construire », « Le héros aux mille visages », Ed. Oxus.

C-G. Jung : « L'expérience du divin » presses de la Renaissance

Stanislav Grof : « Psychologie transpersonnelle », Editions J'ai Lu.

Satprem, le Mental des Cellules, Ed. R. Laffont.

Philosophie

Yvan Amar : « L'effort et la Grâce », Albin Michel ; « La Pensée comme Voie d'Eveil », « L'obligation de conscience », Ed. du Relié.

Satprem : « La tragédie de la Terre » Trilogie sur « Mère », « La clé des Contes », Ed. Laffont.

Atreya Smith : « La psychologie de la transformation en yoga » Ed. Turiya.

Développement personnel et approches thérapeutiques

Jérémy Narby, le Serpent cosmique chez_Georg Editeur

Régis Dutheil : « L'Homme superlumineux », « La médecine superlumineuse », Ed. Sand

Vadim Zeland : « Transurfing » volumes 1 à 5 ; Ed. Exergue

Pour le Tarot :

Ecole Corinne Morel et les livres de Corinne Morel.
www.corinne-morel.com

Marie Delclos, auteurs de livres sur les Tarots, l'Astrologie, entre autres Formatrice au Tarot Dodal : Kabbale, Chevalerie, ésotérisme Chrétien, correspondances du tarot avec les lettres de l'alphabet hébreu.

Geoges Colleuil : Auteur et créateur du Référentiel de Naissance aux Ed. Dangles

Edmond Delcamp : Auteur du Tarot initiatique symbolique et ésotérique aux Ed. Le Courrier du Livre

Pour La Numérologie :

Ecole Corinne Morel et les livres de Corinne Morel.
www.corinne-morel.com

François Notter, le Grand Livre de la Numérologie aux Ed. De Vec

Table des matières

Druck:
CPI Druckdienstleistungen GmbH
im Auftrag der
Kolibri 360 GmbH
Ferdinand-Jühlke-Str. 7
99095 Erfurt

Kolibri 360 GmbH
Ferdinand-Jühlke-Straße 7
99095 Erfurt, Deutschland
produktsicherheit@kolibri360.de